Dein Weg zum
Glücks-gewicht

Bewegung statt Diät

Barbara Meier

Dein Weg zum

Glücks-gewicht

Bewegung statt Diät

Fotos von Christian Brecheis

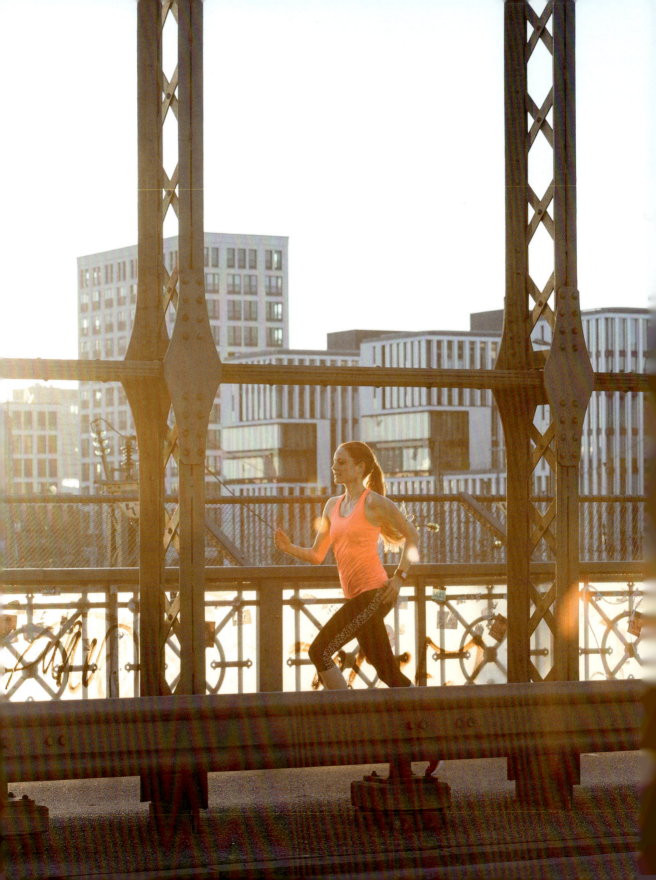

Inhalt

▶ **Die Grundlage**

Ohne Schwitzen schlank und schön

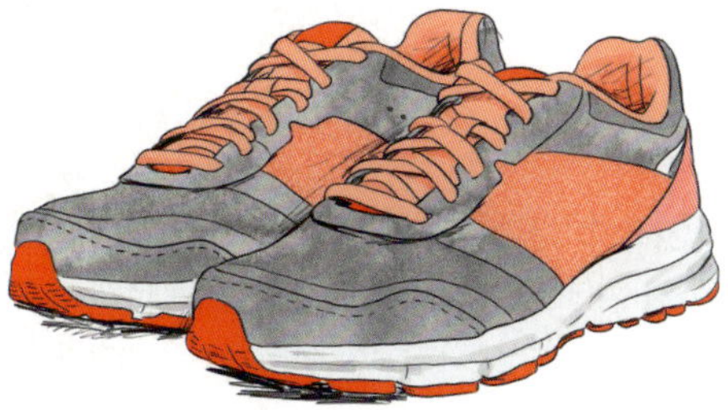

▶ **Ausdauer**

Anstrengung macht glücklich

▶ **Fitness**

Der Feinschliff zum Modellieren des Körpers

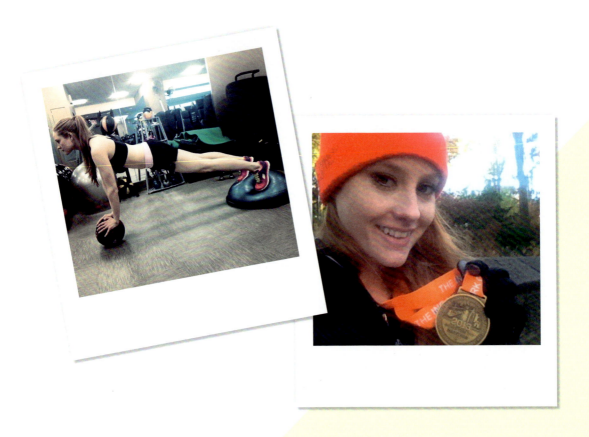

Vorwort

Ich möchte dir nichts vormachen. In diesem Buch findest du kein Fünf-Wochen-Programm für einen Waschbrettbauch und auch keine Diät, mit der du nach drei Wochen in eine kleinere Kleidergröße passt. Ein solches Buch könnte ich zwar durchaus schreiben, denn ich habe jede Menge Erfahrung mit Crash-Diäten – trotzdem zeige ich dir lieber, wie du dir einen neuen Lifestyle aneignest und mit Geduld und Liebe zu dir selbst zu deinem Glücks-gewicht findest.

Warum ich mich dafür entschieden habe? Ganz einfach: Crash-Diäten haben einen Kurzzeiteffekt und oft genug zeigt sich, dass man danach sogar noch mehr wiegt als davor. Doch der ausschlagge-bende Grund, warum ich dieses Buch geschrieben habe, ist: Ich glaube nicht, dass jede von uns die Maße 90-60-90 braucht. Ich glaube aber daran, dass jede Frau einen Körper braucht und verdient hat, in dem sie sich wohlfühlt und glücklich ist. Wer sich mit Crash-Diäten oder Hardcore-Fitness quält, wird nicht glücklich. Vielleicht freut man sich kurzfristig über ein paar verlorene Kilos, aber im tiefsten Inneren fühlt man sich nicht besser.

Lerne, in und mit deinem Körper zu leben

Das ist erst der Fall, wenn man lernt, seinen Körper zu mögen, wenn man ihn nicht einfach nur hinnimmt, weil man ihn halt hat, sondern beginnt, seine Bedürfnisse zu spüren. Dauerhaft zufrieden wird man nur, wenn man sein ganz persönliches Wunschgewicht auch dauerhaft behält und nicht nach ein paar Wochen merkt, dass der bekannte Jo-Jo-Effekt wieder eintritt.

Die gute Nachricht lautet: Es gibt einen Weg, seinen Körper auf gesunde Weise so zu formen, wie man ihn gerne hätte – ohne sich zu quälen, zu hungern oder viel Zeit und Geld zu investieren.

Es sind viele kleine Entscheidungen und Schritte, die den Unterschied machen und dich deinem Glücksgewicht näher bringen. Je mehr Tipps du umsetzt, desto schneller kommst du voran. Du allein bestimmst, in welchem Tempo du vorgehen möchtest.

> Auch wenn man seine Ziele nicht zu hundert Prozent erreicht, ist das kein Grund, sie ganz aufzugeben!

Ab einem bestimmten Punkt funktioniert das System wie ein Schneeball. Man beginnt mit kleinen Dingen, die sich mit der Zeit zu etwas ganz Großem summieren. Und weil aktives Leben wiederum Aktivitäten anzieht, rollt der Schneeball irgendwann fast von allein.

Das alles ist ein Lernprozess. Habe Geduld mit dir! Mal kommst du schneller voran, mal langsamer. Aber du kannst nichts falsch machen und nicht scheitern! Du veränderst Dinge in deinem Leben einfach so gut, wie du eben kannst. Der einzige Weg, um in einer Sache besser zu werden, ist, sie immer und immer wieder zu tun.

Der Weg zum Glücksgewicht ist eine Treppe, keine Tür

Am Anfang wirst du dich mit etwas Theorie beschäftigen müssen. Keine Sorge, ich habe mich bemüht, sie kurz und unterhaltsam zu gestalten. Aber man sollte verstehen, warum man etwas tut. Erst dann ist man motiviert, wirklich etwas zu verändern und dranzubleiben. Wissen über unseren Körper hilft uns, ihn besser zu verstehen und einzuschätzen, wie wir ihm Gutes tun können. Und das ist eine der besten (Zeit-)Investitionen, die wir machen können.

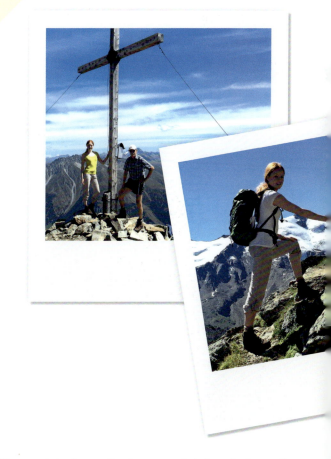

DIE IST DOCH MODEL ...

Ich kann jetzt schon kritische Stimmen hören, die sagen: Woher will die denn wissen, was es bedeutet, im eigenen Körper unglücklich zu sein und sich zu dick zu fühlen? Die ist doch Model! Klar, das bin ich auch! Aber seit Beginn meiner Karriere war ich für ein Model eigentlich zu dick. Ich trage Kleidergröße 34 und um den Po oft auch 36, gewünscht ist 32. Bei einigen Agenturen würde ich mit 86-62-93 sogar zu den Übergrößen-models zählen. Objektiv gesehen bin ich natürlich schlank, das weiß ich. Aber aus meiner ganz eigenen subjektiven Erfahrung weiß ich durchaus auch, wie es ist, wenn alle Frauen um einen herum acht bis zehn Kilo weniger wiegen und man nur mit-leidige Blicke erntet. Mehr als einmal pro Woche musste ich mir anhören, dass ich mindestens fünf Kilo abnehmen muss, und weiß daher, wie es sich anfühlt, als »zu dick« zu gelten.

> Schönheit ist keine Zahl
> auf der Waage.

Natürlich habe ich viel ausprobiert, um in die Schablone zu passen, in die die Modewelt uns Frauen presst. Ich habe mich wochenlang gequält, aber wirklich geschafft habe ich es nicht, diesem Druck standzuhalten. Fünf Kilo weniger, das klappte hin und wieder, aber noch weitere fünf Kilo weniger, um das »perfekte Model-Gewicht« zu erreichen, habe ich nie geschafft.

Ich habe entschieden, mich nicht mehr zu quälen

Ich persönlich habe aber mittlerweile die Zeiten hinter mir gelassen, in denen ich mich mit dem Gefühl der Unzufriedenheit gequält habe. Ich renne nicht mehr einem Ideal hinterher, das ich nicht erreichen kann. Dieser Schritt hat mich viele Jahre gekostet, aber du glaubst nicht, wie befreiend er für mich war. Mittlerweile weiß ich, was ich wirklich will:

▶ Ich will glücklich mit dem sein, was ich habe und bin. Denn es fühlt sich so schön an, im eigenen Körper »daheim« zu sein.
▶ Ich will eine Verbindung zu meinem Körper haben, ich will fit sein und Energie für den Tag haben. Ich will gute Laune und eine tolle Aus-strahlung haben und die bestmögliche Version meiner selbst sein.

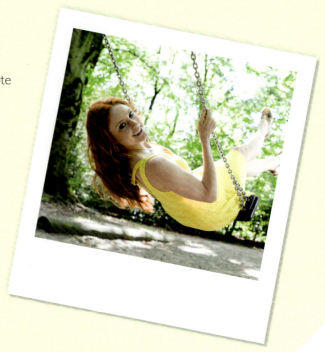

Da du dieses Buch in den Händen hältst, denke ich, dass du ein sehr ähnliches Ziel hast. Ich freue mich, wenn ich dir auf den nächsten Seiten helfen kann, dieses Vorhaben zu erreichen. Erfahrungen mit deinem eigenen Körper kannst nur du selbst machen und die schönen Momente und die aufregenden Gefühle kannst du nur selbst spüren! Aber ich kann dir Anregungen geben, wie du dahin kommst und wo es sich lohnt, danach zu suchen.

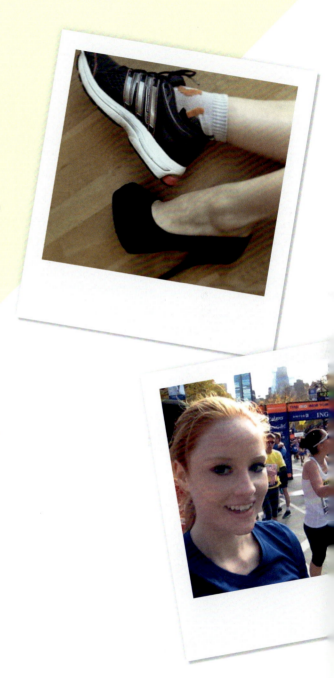

Mit größter Sorgfalt und einem unglaublich hohen Zeitaufwand habe ich recherchiert, in meinen Erfahrungen gekramt und geschrieben, um dir das Glücksgewicht-System zusammenzustellen. Es soll dir zum einen Wissen vermitteln, dich zum anderen aber auch motivieren und darin unterstützen, dir einen gesunden und nachhaltigen Lebensstil anzugewöhnen, der dich glücklich macht und von innen heraus strahlen lässt.

Bitte denke bei der Lektüre dieses Buches daran, dass die Ratschläge darin kein Ersatz für Medikamente oder ärztliche Therapien sind. Wenn du Bedenken oder körperliche Einschränkungen hast, halte bitte mit einem Arzt Rücksprache, bevor du meine Tipps befolgst. Was das Körpergewicht angeht, so gibt es auch Menschen, die aufgrund von Erkrankungen, beispielsweise Stoffwechselstörungen oder Schilddrüsenfehlfunktionen, oder aufgrund von Medikamenten übergewichtig sind. Aber auch für diese Menschen ist es wichtig, ihren Körper gesund und fit zu halten, soweit es ihnen möglich ist.

Probiere es aus: Außer ein wenig Gewicht hast du nichts zu verlieren! Viel Erfolg und vor allem Spaß wünscht dir deine

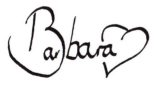

Barbara Meier

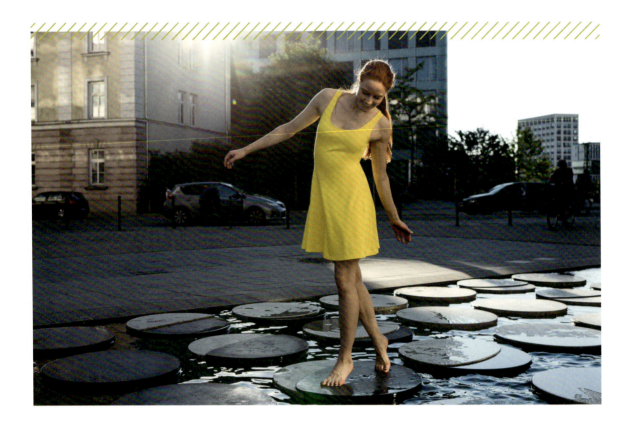

Finde dein persönliches Glücksgewicht

Auch wenn es hier nicht allein ums Abnehmen gehen soll, ist unser Körpergewicht ein wesentlicher Faktor für unser Wohlbefinden. Jede Frau hat ihr persönliches Glücksgewicht. Ob das bei 50 Kilo oder bei Kleidergröße 42 liegt, ist nicht so wichtig. Entscheidend ist, dass man rundum zufrieden ist und sich frei und unbeschwert fühlt.

Sicher kennst du dein Glücksgewicht. Genau dieses solltest du anstreben, mit einer einzigen Einschränkung: Es muss deiner Gesundheit zuträglich sein. Gib deinem Körper so viel Essen und Bewegung, wie er braucht – und es ist egal, was die Waage anzeigt. Denn ist der Körper zufrieden, sind wir es auch: Er ist die Quelle unseres Befindens.

ENTDECKE DEINE WAHRE SCHÖNHEIT

Wir wollen uns aber nicht nur für uns selbst gut fühlen, sondern auch auf andere gut wirken. Wir wollen eine tolle Ausstrahlung haben und sexy und attraktiv sein. Doch wahre Schönheit ist nichts Äußerliches – sie kann nur von innen kommen. Aufgabe unseres Körpers ist es, die innere Schönheit nach außen zu zeigen.

Denn wenn wir ehrlich sind, träumen wir gar nicht von einem bestimmten Gewicht. Wir suchen ein bestimmtes Lebensgefühl. Meistens haben wir eine Vorstellung davon, wie unser neues Leben aussehen soll. Wir sehen uns mit Freundinnen durch die Stadt bummeln, beim Beachvolleyball unseren flachen Bauch zeigen und zu Hause vor dem Spiegel tanzen.

Wir stellen uns vor, dass wir aktiv und in Bewegung sind. Und wir stellen uns definitiv nicht vor, dass wir mit unserem dünnen Traumkörper auf dem Sofa sitzen. Aber was kommt zuerst: mehr Bewegung oder weniger Gewicht? Wir können mit ungesunden Diäten unser Wunschgewicht herbeiquälen und hoffen, dass das aktive Leben dann von selbst folgt. Oder besser: Wir leben ein aktives Leben und kommen dadurch unserem Glücksgewicht näher.

HINZUFÜGEN STATT WEGNEHMEN

Das ist meine Lieblingsphilosophie! Du verlierst mit dem Glücksgewicht-Lifestyle nicht nur Kilos, sondern gewinnst viel Lebensqualität. Sich zu verändern ist viel einfacher, wenn man etwas Schönes dazubekommt und sich nicht allen Spaß versagt.

Ich habe an mir selbst gemerkt, wie schwierig es ist, sich zu verändern, wenn man sich vieles verbietet. Wenn du aber beginnst, deinem Leben angenehme Dinge hinzuzufügen, wirst du unerwünschte Verhaltensweisen bald von selbst weglassen. Wenn du z. B. mehrmals pro Woche ins Fitnessstudio gehst, dir aber weiterhin täglich dein Stückchen Schokolade gönnst, ist das okay! Irgendwann wirst du die Süßigkeiten, ohne es zu merken, gar nicht mehr brauchen.

Die Energie in deinem Körper

Dein Körper heute ist das Resultat deines Verhaltens in der Vergangenheit. Alles, was du »mit dir herumträgst«, ist aus einem bestimmten Grund da. Unnötige Fettreserven haben dir eventuell emotionalen Schutz geboten oder dich von deiner Umwelt distanziert. Übergewicht ist also oft nicht das Problem, sondern es war die Lösung.

Physiologisch gesehen sind unsere Rettungsringe Speicher unverbrauchter Energie. Doch genau wie unsere Wohnung und unseren Kleiderschrank sollten wir hin und wieder auch unseren Körper »entrümpeln«. Nutze deine ungeliebten Depots und wandle sie in etwas Schönes um. Bewege dich! Lache, tanze, habe Spaß damit!

Alle Entscheidungen, die du in Bezug auf Essen und Bewegung triffst, beeinflussen dein zukünftiges Ich. Wenn du mehr als 50 Prozent gute Entscheidungen triffst, wirst du dich zum Positiven hin verändern. Das passiert nicht über Nacht. Es ist ein Weg, ein Prozess. Schritt für Schritt wirst du an kleinen Veränderungen spüren, wie du deinem Glücksgewicht näher kommst.

SEI DEIN BESTMÖGLICHES ICH

Es gibt ein wundervolles Zitat von George Bernard Shaw, das ich seit Jahren auf meinem Schreibtisch liegen habe:

> »Im Leben geht es nicht darum,
> sich selbst zu finden.
> Es geht darum, sich selbst zu
> erschaffen.«

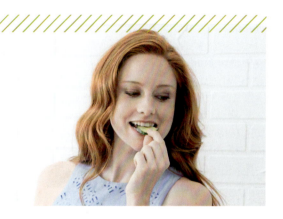

Ziel formulieren

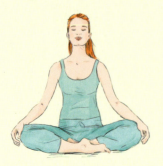

Um auf ein Ziel hinzuarbeiten, musst du es erst einmal klar definieren. Nimm dir zwei Minuten Zeit. Setze dich an einen ruhigen Ort, schließe die Augen und stelle dir bildlich vor, wie die beste Version deiner selbst aussieht.

Schreibe dir diese Vorstellungen auf. Denn auf diese Ich-Version wirst du nun Schritt für Schritt zugehen.

▸ **Warum willst du deinen Körper verändern bzw. auf welches große Ziel hin?**

_____

▸ **Was willst du mit deinem neuen Körper machen?**

_____

▸ **Wie soll er aussehen?**

_____

▸ **Was ist schon jetzt an ihm perfekt? (mindestens drei Dinge!)**

_____

Du sollst dich nicht ändern. Aber du kannst dich quasi zu einer besseren Version deiner selbst upgraden. Vergleiche dich nicht mit anderen, denke nur an die Möglichkeiten, die du selbst hast.

DU, DEIN KÖRPER UND IHR BEIDE

Ich möchte dich noch etwas Grundlegendes fragen: Wie denkst du eigentlich über deinen Körper? Magst du ihn? Fühlst du dich darin wirklich zu Hause? Oder hast du keine Verbindung zu ihm?

Ich frage, weil ich selbst lange keine Verbindung zu meinem Körper hatte. Ich habe ihn gespürt, wenn ich Schmerzen hatte, krank war oder ein Knöchel verstaucht war. Aber sonst habe ich mich nicht weiter mit ihm beschäftigt. Außer mit dem Aussehen natürlich! Darin war ich Meisterin. Ein bisschen Cellulite, das eine Auge minimal tiefer als das andere, eine komisch geformte kleine Zehe … Das Äußere beurteilte ich kritisch und ich gab mir Mühe, nicht krank zu werden (um im Job nicht auszufallen). Auch habe ich mich mit meinen Gefühlen auseinandergesetzt. Aber eine Verbindung zu meinem Körper? Ich wusste gar nicht, dass es das überhaupt gibt.

Wir achten oft nicht darauf, ob in uns drinnen alles richtig läuft, sondern beurteilen uns selbst nur nach dem Äußeren (und sind gleichzeitig sauer, wenn Männer das tun). Dabei könnten wir mit Liebe und Respekt für unseren Körper eine Verbindung zu ihm schaffen. Leider merken wir oft gar nicht, was wir ihm antun. Zucker, Fastfood? – Egal! Zu wenig Bewegung? – Passt schon! Zu wenig Schlaf? – Wird mich schon nicht umbringen! Alkohol, Zigaretten? – Muss die Leber halt ein bisschen ran … Doch mit zunehmendem Alter verzeiht uns der Körper immer weniger. Behandeln wir unseren Körper aber mit Respekt, tun wir alles, damit er sich wohlfühlt, und ebnen ihm mit dieser Selbstliebe den Weg zum Glücksgewicht. Nebenbei bemerkt ist fehlende Selbstliebe auch der Killer für jede Ausstrahlung.

»ICH KANN ESSEN, WAS ICH WILL«

Es gibt sie, diese Frauen, die alles essen können und kein Gramm zulegen. Aus Sicht der Frauen, die allein beim Anblick einer Torte schon zunehmen, eine sehr unsympathische Gattung unserer Spezies. Doch, liebe Leserin, hier kommt die gute Nachricht: Das Leben ist nicht unfair! Denn das Hüftfett wurde auf unserer Welt gar nicht so ungerecht verteilt, wie es scheint.

Ein Forscher aus den USA, James A. Levine, M.D., Ph.D., eine Koryphäe auf dem Gebiet von Bewegung und Übergewicht, ist diesem Phänomen auf den Grund gegangen und hat Menschen überfüttert. Ja, genau! Er hat den Teilnehmern einer achtwöchigen Studie 1000 zusätzliche Kalorien pro Tag verabreicht. Sie durften während dieser Zeit keinen Sport treiben und hatten am Ende 56 000 zusätzliche Kalorien aufgenommen. Und hier nun das verblüffende Ergebnis: Manche Teilnehmer hatten kaum zugenommen, andere viele Kilos. Weil die Teilnehmer Unterwäsche mit Sensoren trugen, konnten die Wissenschaftler die Ursache dafür ermitteln: Wer wenig zugenommen hatte, hatte sich mehr bewegt – insgesamt etwa zwei Stunden pro Tag. Wie gesagt: Sport war ihnen verboten. Aber sie hatten sich im Alltag mehr bewegt: waren Treppen gelaufen, längere Strecken zu Fuß gegangen oder sonst ständig in Bewegung gewesen. Und genau das ist auch das Geheimnis der ewig dünnen Frauen: Sie bewegen sich mehr. Wir sollten also nicht mehr neidisch sein, sondern ihre Gewohnheiten kopieren.

DAS SITZ-DRAMA

Was hätte ich während des Schreibens dieses Buches dafür gegeben, eine Studie zu finden, deren Ergebnis lautete: »Vom Sitzen fallen uns Haare und Fingernägel aus und wir bekommen Cellulite.« 90 Prozent aller Frauen würden sofort von ihren

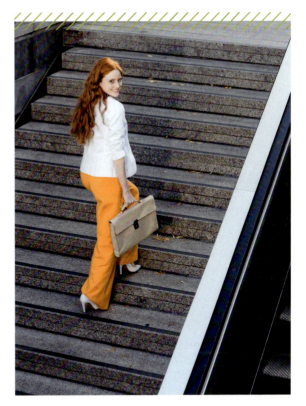

Stühlen aufspringen und sich weigern, sich wieder zu setzen. Leider gibt es keine solche Studie. Aber trotzdem steckt in dem Satz ein Körnchen Wahrheit. Denn: Sitzen macht tatsächlich fett! Und wir merken es nicht einmal. Auch ohne eine Couch-Potato zu sein, verbringen wir täglich viele Stunden sitzend am Schreibtisch, im Café oder sonstwo.

An einem normalen Tag sitzen wir gerne mal 13 Stunden. Dreizehn! Morgens sitzen wir etwa eine halbe Stunde beim Frühstück, dann eine halbe Stunde bei der Fahrt zur Arbeit, vier Stunden am Arbeitsplatz, eine halbe Stunde in der Kantine, vier Stunden wieder am Schreibtisch, eine halbe Stunde bei der Heimfahrt, eine Stunde beim Abendessen und zum Schluss zwei Stunden vor dem Fernseher. Und das, obwohl immer mehr Studien eindeutig zeigen, dass sich unser Körper nicht dafür eignet, zehn Stunden am Stück zu sitzen – das Gegenteil ist der Fall.

Sterberisiko Sitzen

Wenn wir still sitzen, fährt unser Organismus die Fettverbrennung herunter und die Muskeln werden weniger durchblutet. Wir bekommen Rücken-schmerzen, die Cholesterin- und Fettspiegel steigen, während die Insulinaktivität fällt (führt zu erhöhtem Diabetes-Typ-2-Risiko). Auch unser Gehirn wird weniger durchblutet. Kein Wunder, dass das Sterbe-risiko mit jeder Stunde, die wir durchschnittlich pro Tag mehr sitzen, steigt. Gesundheitliche Schäden, die übermäßiges Sitzen anrichtet, lassen sich nicht durch Sport ausgleichen, selbst wenn wir täglich zwei Stunden trainieren würden. Deswegen: Stehe mindestens einmal pro Stunde, besser noch alle 20 bis 30 Minuten auf und bewege dich. Manche Enzyme, die beim Sitzen »einschlafen«, werden allein dadurch wieder aktiv. Sitzen lässt uns rosten – Bewegung ist also unser »Rostschutzmittel«!

Auch ich war lange Zeit eine »Sitzerin«, ohne es zu merken. Bei Fotoshootings oder Filmdrehs war ich zwar viel auf den Beinen, doch bei Fernseh-aufzeichnungen saß ich die meiste Zeit des Tages: in der Maske, bei der Vorbesprechung, im Warte-raum, zuvor im Zug oder Flugzeug und schließlich in der Show selbst. Obwohl ich fast jeden Tag ins Fitnessstudio oder joggen ging, litt auch ich an der »Volkskrankheit Sitzen«. Doch die gute Nachricht ist: Hat man sich erst einmal einen aktiven Lebensstil angewöhnt, möchte man ihn nicht mehr missen.

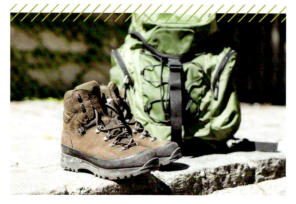

Unser Körper ist ganz schön alt

Die Evolution ist die faszinierende Fähigkeit der Natur, stetig neue und besser angepasste Formen des Lebens zu erschaffen. Vor Jahrmillionen haben unsere Vorfahren den aufrechten Gang erlernt und der gesamte Organismus hat sich daran ange-passt. Das hat uns in die Lage versetzt, länger zu laufen als irgendein Tier es am Stück kann. Unsere Vorfahren haben diese Fähigkeit für die Jagd und zum Sammeln von Nahrung genutzt und täglich rund 19 Kilometer zurückgelegt (zumindest die Männer, wir Frauen angeblich etwa 13 Kilometer).

Kleine Quizfrage: Was denkst du – wie lange Strecken legen wir heute im Durchschnitt noch zu Fuß zurück? Vielleicht ein Drittel dieser ur-sprünglichen Strecke? Vier Kilometer? Nein! Im Durchschnitt gehen wir noch 300 bis 800 Meter täglich! Eine unglaubliche Beleidigung für unseren Körper. Wir treten die Schöpfung mit Füßen und sitzen. Noch schlimmer: Wir sitzen still. Schon von unseren Kindern verlangen wir, möglichst still zu sitzen, und unterdrücken dabei ihren natürlichen Bewegungsdrang.

Faultiere legen am Tag ungefähr
100 Meter zurück.
Sehr weit sind wir davon nicht
mehr entfernt ...

Doch wie kam es so weit, dass wir uns nicht mehr bewegen? Bei den Jägern und Sammlern hingen Energieaufnahme und Energieverbrauch untrenn-bar zusammen. Um sich zu ernähren, mussten sie Beutetiere erlegen oder Früchte und Beeren suchen. Heutzutage setzt die Nahrungsbeschaffung kaum noch Bewegung voraus. Im Extremfall können wir vom Sofa aus Essen bestellen und bewegen dafür nur ein paar Finger über die Tastatur. Dank der Technik haben wir körperliche Anstrengung weitgehend aus unserem Leben verbannt.

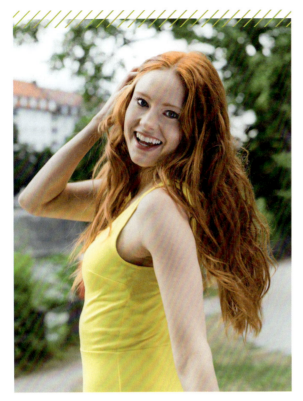

Körpergröße). Bei 36,7 Prozent der Bevölkerung lag er zwischen 25,0 und 30,0, was als übergewichtig gilt, bei 14,7 Prozent über 30, was sogar als fettleibig gilt. Demnach waren 2013 52 Prozent, also über die Hälfte der Deutschen übergewichtig!

Bewegung ist Leben

Bewegung ist Leben, im körperlichen und im übertragenen Sinn. Das Gegenteil davon ist Stillstand. Was möchtest du lieber: passiv herumsitzen und zuschauen, wie das Leben an dir vorüberzieht, oder dein Leben aktiv gestalten? Ich glaube, ich kenne die Antwort.

Nicht nur unser Körper, auch unser Gehirn ist auf Bewegung ausgerichtet. Viele Forscher sind der Ansicht, dass die Erzeugung und Koordination von Bewegung sogar eine der wichtigsten Aufgaben des Gehirns ist. Wir können uns auf so viele Arten bewegen – wir können hüpfen, Purzelbäume schlagen, rennen, auf Berge klettern, uns kopfüber an einen Ast hängen, krabbeln, über Geländer balancieren und noch soooo viel mehr! Willst du das ungenutzt lassen? Wann hast du dich zum letzten Mal richtig ausgepowert und bist danach kaputt, aber überglücklich ins Bett gefallen?

Aber auch im übertragenen Sinne können wir uns nur weiterentwickeln, wenn wir uns bewegen. Das ist ja der Grund, warum du dieses theoretische Kapitel überhaupt durchackerst: Du willst neue Wege gehen, dich in deinem Körper wohlfühlen, voller Energie sein und eine tolle Ausstrahlung haben. Kurz: Du willst schön sein!

BEWEGUNG STATT BEQUEMLICHKEIT

Dass Bewegung fit hält, zeigt sehr gut das Beispiel meiner Oma, die noch das Wäschewaschen von Hand gewöhnt ist und mit 87 Jahren noch Holz hackt und bei einem Familienfest auch mal eine Bierbank über den Hof trägt. Ganz nach dem Motto »sich regen bringt Segen«. Wir müssen uns also ganz bewusst dafür entscheiden, uns zu bewegen. Technische Geräte sind oft hilfreich, aber wir dürfen uns nicht unsere komplette Bewegung von ihnen klauen lassen. Bei einem aktiveren Lebensstil könnten wir wohl täglich bis zu 2000 Kilokalorien mehr verbrennen.

Wie sich der Trend zur Bewegungsvermeidung auf unseren Körper auswirkt, zeigt eine Studie des Statistischen Bundesamtes von 2009, die den Body-Mass-Index (BMI) der Deutschen ermittelt hat (der BMI setzt das Körpergewicht in Relation zur

SCHÖNHEIT KOMMT VON GESUNDHEIT

Was bedeutet das überhaupt: schön sein? Jede Epoche kennt ihr eigenes Schönheitsideal. Man denke z. B. an die fülligen Damen der Barockmalerei. Oder an die weiblichen Rundungen Marilyn Monroes (angeblich Kleidergröße 42) in den 1950er-Jahren, gefolgt von der burschikosen

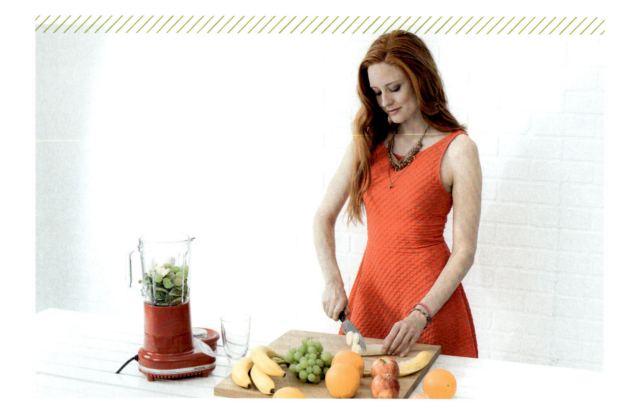

Twiggy in den 60ern, oder an die laufenden Skelette, die um die Jahrtausendwende die Laufstege der Modewelt bevölkerten.

In den letzten Jahren ging der Trend weg von der Knochenoptik der Magermodels und hin zum trainierten, fitten Körper. Topmodels präsentieren auf einmal Work-outs in den sozialen Medien und zeigen Sixpacks und schön definierte Arme. Doch das alles sind Trends, die kommen und gehen.

Wahre Schönheit ist unvergänglich

Die Attribute, die uns wirklich attraktiv wirken lassen, sind über die Zeiten immer gleich geblieben: volles, glänzendes Haar, ebenmäßige Haut, straffe Beine, strahlende Augen, feste Fingernägel, rosige Wangen und gepflegte Zähne – alles Anzeichen für Gesundheit! Genau deshalb finden wir und unsere Mitmenschen diese Attribute auch schön.

»Es gibt tausend Krankheiten, aber nur eine Gesundheit.«
Ludwig Börne

Wollen wir also wirklich schön, attraktiv und sexy sein, müssen wir uns voll und ganz auf unsere Gesundheit konzentrieren und können Mode- und Diättrends getrost beiseitelassen. Gesundheit kann man spüren: Man sprüht vor Energie, hat einen klaren Verstand, fühlt sich unbeschwert, schläft tief, wacht morgens erfrischt auf und freut sich darauf, in einen neuen Tag zu starten. Wenn man richtig gesund ist, fühlt man sich nicht einfach nur okay. Ein gesunder Körper bringt seine maximale Leistung.

DIÄTEN? MACHEN DICK!

Der Körper ist ein hochkomplexer Apparat, in dem zeitgleich unzählige Prozesse ablaufen. Dafür braucht er Vitamine, Mineralien, Eiweiß,

Fette und Kohlenhydrate – in der richtigen Zusammensetzung. Doch die meisten Diäten lassen einfach eine dieser Säulen weg oder ersetzen sie durch künstliche Stoffe.

Wenn wir unserem Körper eine Zeit lang die notwendige Energie entziehen (z. B. weil wir die neue Super-Schlank-Diät aus Japan ausprobieren), tritt er in Alarmbereitschaft. Dann bedient er sich aus den Energiereserven in unseren Fettzellen, dafür sind sie ja da. Aber er verbrennt in dieser »Notsituation« nicht nur Fette, sondern tritt gleichzeitig in einen Sparmodus: Er fährt Funktionen, die er nicht zum Leben benötigt, herunter, und speichert jede Energie, die er hat, weil er nicht weiß, wie lange die Hungerperiode andauert. Also wird man schlapp und verbrennt kaum noch Kalorien. Außerdem merkt sich der Körper diesen Zustand der Energielosigkeit und schwört sich, dass ihm das so schnell nicht mehr passieren wird.

Oje, dieser Jo-Jo-Effekt!

Nach einer Diät verstärkt unser Körper ganz unauffällig das Hungergefühl und lässt uns mehr essen, als wir eigentlich wollen. So legen wir uns schnell ein paar extra Reserven für die nächste Hungerphase an. Je mehr Diäten wir machen, desto öfter zwingen wir unseren Körper zu diesem Verhalten. Ich würde sogar behaupten: Je mehr Diäten man macht, umso mehr nimmt man zu.

Diäten sind also immer ein Gerangel zwischen dir und deinem Körper. Das kann auf Dauer nicht gut gehen. Du nimmst trotzdem zu und hast keine tolle Ausstrahlung, weil du ständig gegen dich ankämpfst.

Eigentlich müssten wir mit unserem neuen Gewicht auch unseren Lebensstil anpassen. Wir müssten dauerhaft weniger essen, weil unser leichterer Körper weniger Energie benötigt. Aber das tun die wenigsten und schwups sind die abgehungerten Pfunde wieder da. Diäten sind also keine Lösung, um das Glücksgewicht zu erreichen.

Formel

Kalorienverbrauch

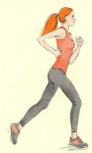

Kennst du deinen BMR, also die Kalorienmenge, die dein Körper täglich für seine Grundfunktionen braucht? Mit dieser Formel kannst du ihn berechnen:
BMR = 10 × Gewicht (kg) + 6,25 × Größe (cm) − 5 × Alter (Jahre) − 161

10	×	_____ kg =
+ 6,25	×	_____ cm =
− 5	×	_____ Jahre =
		− 161
BMR (kcal / Tag) =		_____

Mithilfe der Harris-Benedict-Formel kannst du auch deinen kompletten Tagesbedarf an Kalorien berechnen. Dafür multiplizierst du deinen BMR mit deiner »Aktivitätsstufe«:

▶ **Sitzende Tätigkeiten: 1,2**
▶ **Leichte Aktivität: 1,375**
▶ **Mäßige Aktivität: 1,55**
▶ **Hohe Aktivität: 1,725**
▶ **Extreme Aktivität: 1,9**

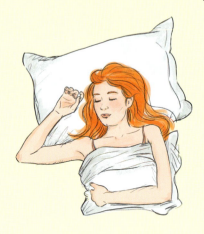

Beauty-Tipp

Schönheitsschlaf

Schlaf ist nach Ernährung und Bewegung die drittwichtigste Komponente, wenn es um die Schönheit geht. Denn im Schlaf regeneriert sich der Körper. Achte deswegen auf das richtige Umfeld für einen erholsamen Schlaf:

▶ **Dunkle dein Schlafzimmer vollständig ab.**
▶ **Fernseher, Fitnessgeräte oder ein Schreibtisch haben im Schlafzimmer nichts verloren.**
▶ **Schminke dich jeden Tag ab und befreie deine Haut vom Schmutz des Tages.**
▶ **Versuche, jeden Tag in etwa zur gleichen Zeit aufzustehen, auch am Wochenende. Das ist ein Grundsatz, den auch die Stressbewältigung lehrt. Wann du ins Bett gehst, ist weniger wichtig für eine ausgeglichene innere Uhr als täglich zur selben Zeit aufzuwachen.**

Die Energiebalance ist eine ganz einfache Gleichung. Wenn wir so viele Kalorien (= Energie) aufnehmen, wie wir verbrauchen, bleibt unser Gewicht gleich. Doch leider nehmen wir meistens mehr Kalorien auf, als wir verbrauchen. Das sieht dann so aus: Energieaufnahme = Energieverbrauch + Energiespeicherung. Energie, die wir nicht in Aktivität umwandeln, wird als Fett gespeichert. Das können übrigens sehr große Mengen Energie sein, im Extremfall so viel, wie ein Mensch ein Jahr lang zum Leben braucht.

> Bis zu 50 Prozent der Energie können durch Aktivität verbraucht werden.

Schauen wir uns unseren Energiehaushalt doch mal genauer an. Mit der Nahrung nehmen wir durchschnittlich täglich 2000 Kilokalorien über Kohlenhydrate, Fett und Eiweiß auf. Verbraucht werden sie etwa so:

1200 Kilokalorien benötigen wir für unsere Körperfunktionen: Atmung, Herzschlag, Organe, Gehirn usw. Das ist der sogenannte Grundumsatz (Basal Metabolic Rate bzw. BMR). Er hängt von Körpergröße, Gewicht und Geschlecht ab. Wir haben auf ihn keinen Einfluss und er macht ungefähr 60 Prozent unseres täglichen Energieverbrauchs aus.

Etwa 200 Kilokalorien unserer Energie werden für den thermischen Effekt der Nahrung (Thermic Effect of Food, TEF) genutzt. Klingt kompliziert, meint aber einfach die Energie, die wir brauchen, um unser Essen zu verdauen. Er macht etwa 10 Prozent unseres täglichen Energiebedarfs aus.

Den Rest der Energie (also etwa 600 Kilokalorien) benutzen wir für Bewegung. Sport fällt auch darunter, aber wenn du zu den drei Vierteln der Bevölkerung gehörst, die nur wenig Sport treiben, fällt er wenig ins Gewicht. Spannender ist der sogenannte aktivitätsabhängige Energiebedarf (Non-Exercise

Activity Thermogenesis, NEAT): die Energie, die bei Aktivitäten wie Gehen, Stehen, Sprechen, Rasenmähen, Kochen usw. verbraucht wird. Dieser Wert kann, abhängig von Tagesablauf, beruflichen Anforderungen usw., 15 bis 50 Prozent des täglichen Energieverbrauchs ausmachen!

Wenn es darum geht, das Körpergewicht zu regulieren, bietet der aktivitätsabhängige Energiebedarf also das größte Potenzial. Wer das ewige Hungern leid ist, kann sich freuen: Es ist laut Studien viel gesünder, täglich 3000 Kilokalorien zu sich zu nehmen und 2000 durch Bewegung zu verbrennen, als 2000 Kilokalorien aufzunehmen und nur 1000 zu verbrennen.

BEIPACKZETTEL BEWEGUNG

Bewegung ist frei von Nebenwirkungen und noch dazu kostenlos!

Empfohlene Dosierung:
So viel wie möglich, so oft wie möglich.

Anwendungsgebiete:
Gewichtsreduktion, Stressabbau, Steigerung des Glücksempfindens

Auswirkungen von Bewegung auf unseren Körper:
Sie kann
▶ uns mit gleichbleibender Energie über den ganzen Tag versorgen,
▶ Müdigkeit reduzieren (langsame Bewegung genauso wie schnelle),
▶ das Risiko von Herzerkrankungen senken,
▶ das Krebsrisiko senken,
▶ die Cholesterinwerte verbessern,
▶ die Organe besser durchbluten,
▶ den Stoffwechsel anregen,
▶ das Immunsystem stärken,
▶ die Sauerstoffversorgung des Körpers verbessern,
▶ den Alterungsprozess verlangsamen,
▶ dem Körper helfen, besser auf Fettreserven als Energiequellen zurückzugreifen,
▶ den Schlaf verbessern,
▶ unser Leben verlängern,
▶ unser zentrales Nervensystem stimulieren.

Auswirkungen von Bewegung auf unsere Psyche:
Sie kann
▶ die Stimmung durch Anheben des Endorphinspiegels steigern,
▶ Ängste und Aggressionen lindern,
▶ die Gehirnaktivität anregen und die Kreativität steigern,
▶ den Tatendrang und die Lust am Leben wecken.

Wenn es ein Medikament gäbe, das die gleichen Wirkungen wie regelmäßiger Sport hätte, wäre es ein Bestseller.

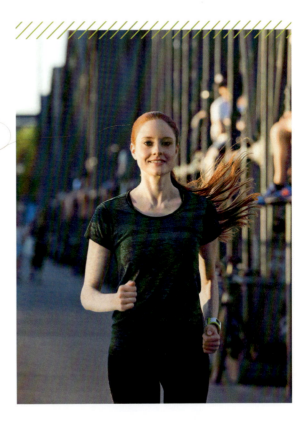

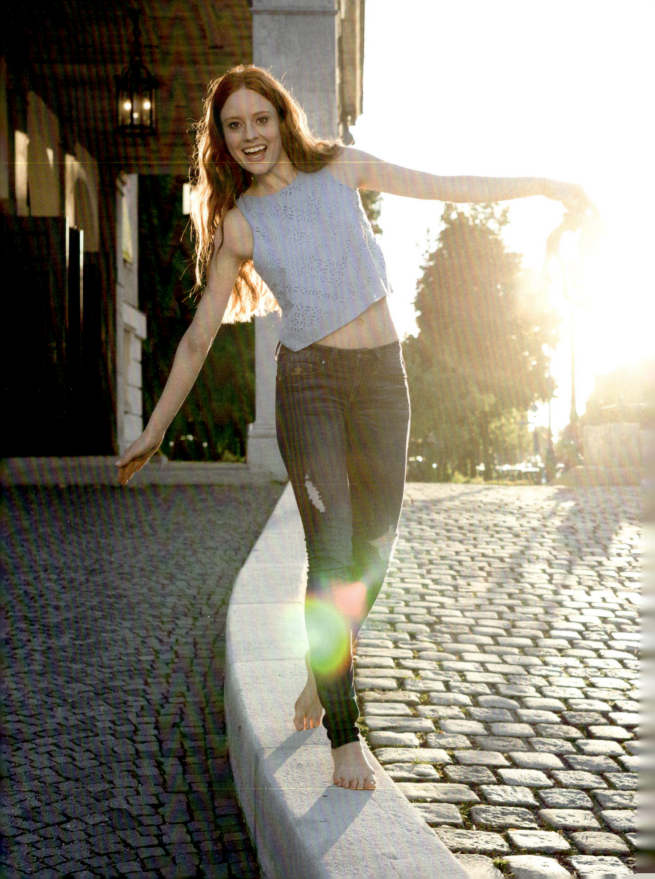

► *Die Grundlage*

Ohne Schwitzen schlank und schön

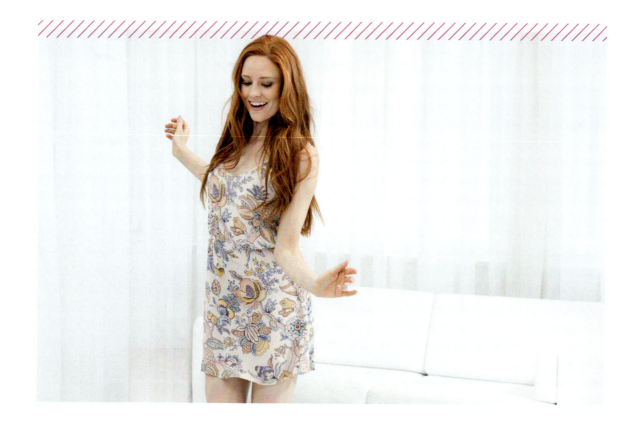

»Ich bin nicht auf Diät. Ich bin auf Bewegung.«

Wie viele Kalorien wir tatsächlich verbrennen, hängt von vielen Faktoren ab, darunter Alter, Gewicht, Größe, Geschlecht, unser ganz individueller Körper … Um dir eine Vorstellung davon zu geben, welche Aktivitäten mehr Kalorien verbrennen als andere, habe ich dir eine kleine Tabelle zusammengestellt. Die ist im ersten Moment vielleicht etwas schwer zu lesen (da kam wohl die Mathematikerin in mir durch), zeigt aber trotzdem schön, wie extrem unterschiedlich die verbrauchten Kalorien bzw. die gesessenen Stunden sein können, wenn man seinen Alltag aktiv gestaltet.

Aktivität	Kalorien-verbrauch	Sitz-Stunden
Frühstücken im Sitzen, Kaffee trinken, Zeitung lesen (30 Minuten)	50,25	0,5
Im Auto zur Arbeit, parken vor der Tür (bzw. mit öffentlichen Verkehrsmitteln, Haltestelle vor der Tür), Aufzug zum Platz	12 + 1,3 = 13,3	0,5
Telefonieren am Vormittag sitzend	100,5	1
Am Schreibtisch sitzen	301,5	3
Mittagspause sitzend	100,5	1
Am Schreibtisch sitzen	301,5	3
Berufliches Gespräch mit Kollegen im Besprechungszimmer	150,75	1,5
Aufzug nach unten, zum Auto gehen, nach Hause fahren	13,3	0,5
Abendessen	100,5	1
Auf Couch sitzen, ausruhen vom Tag	67	1
Film schauen, auf Couch liegen	100,5	1,5
	= 1299,6	**= 14,5**

Aktivität	Kalorien-verbrauch	Sitz-Stunden
Zeitung digital im Gehen lesen (15 Minuten), Kaffee im Stehen trinken (5 Minuten), im Sitzen essen (10 Minuten)	41,9 + 11,17 + 16,75 = 69,8	0,17
Im Auto zur Arbeit, parken, 10 Minuten Fußweg (bzw. Haltestelle früher aussteigen und Rest laufen), Treppen zum Platz	45,5 + 15 = 60,5	0,42
Telefonieren im Stehen	134	0
Am Schreibtisch sitzen	301,5	3
20 Minuten essen, 40 Minuten Verdauungs-spaziergang	33,5 + 120,6 = 154,1	0,33
Am Schreibtisch sitzen	301,5	3
Walking Meeting	251,25	0
Treppen nach unten, Fußweg zurück zum Auto	60,5	0,42
40 Minuten essen, 20 Minuten Spaziergang	67 + 60,3 = 127,3	0,66
Kleine Hausarbeiten selbst erledigen, mittlere Intensität	234,5	0
Während des Films Mini-Bike fahren	402	0
	= 2096,95	**= 8**

Sport und Fitness sind gut und gesund, können aber nicht die unzähligen Muskelkontraktionen ersetzen, die du deinem Körper im Verlauf des ganzen Tages verschaffen kannst.

Deswegen: Wenn du nicht unbedingt sitzen musst: Steh auf! Wenn du nicht still stehen musst: Bewege dich! Oder, um es in der Fashion-Sprache zu formulieren: Sitzen ist ja sooo 2010! Ohne den coolen neuen Glücksgewicht-Lifestyle geht gar nichts!

Wir beginnen hier wieder mit meiner Lieblings-philosophie: Hinzufügen anstatt Wegnehmen. Schau dir als Erstes an, wie du jetzt lebst, und baue Dinge in dein Leben ein, die bisher gefehlt haben. Streue einfach viele kleine, süße Änderungen in deinen Alltag ein. Da ein neuer Lifestyle eine dauerhafte Umstellung ist, können wir kleine Schritte machen.

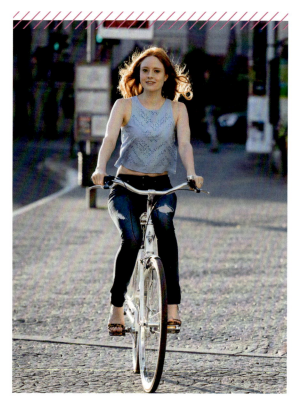

Bei der Gestaltung deines neuen Tagesablaufs sind aber vor allem du und deine Kreativität gefragt. Und vergiss all die Ausreden, die dir schon auf der Zunge liegen, ganz schnell wieder. Denn man kann immer, wenn man will.

Vorbereitung: Beobachte dich

Beobachte, wann und wie lange du sitzt. Schreibe hier mal einen typischen Wochentag in deinem Leben auf. Achte dabei besonders darauf, jedes Mal zu notieren, wenn du sitzt!

Er könnte beispielsweise so aussehen:

▶ 6:30 Uhr: Wecker klingelt, dösen, liegen bleiben
▶ 6:45 Uhr: aufstehen, ins Bad gehen, duschen, anziehen
▶ 7:05 Uhr: Zähne putzen, auf dem Rand der Badewanne sitzen (weil noch soooo müde)
▶ 7:10 Uhr: Frühstück und Kaffee machen
▶ 7:15 Uhr: am Tisch sitzen, frühstücken, Zeitung lesen, im Internet surfen
▶ 7:30 Uhr: Handspiegel und Schminksachen holen, am Tisch sitzend schminken
▶ 7:45 Uhr: Schuhe anziehen (dazu auf einem Stuhl sitzen), Haus verlassen, ins Auto steigen, das vor der Haustür parkt
▶ 7:48 Uhr: 30 Minuten im Auto sitzend zur Arbeit fahren usw.

So kannst du schon die schlimmsten Fallen entdecken. Wenn du genau und ehrlich warst, ist sicher eine unglaubliche Zahl an Sitz-Minuten zusammengekommen.

In den nächsten Kapiteln gebe ich dir Anregungen, um diese Minuten zu minimieren. Diese musst du nur noch ganz individuell auf deinen persönlichen Alltag anpassen. Wenn du aber ab jetzt beim nächsten Mal kurz innehältst, bevor du dich irgendwo niederlässt, und vielleicht sogar darauf verzichtest, hast du eigentlich schon gewonnen.

Uhrzeit	Aktivität	Sitz-Stunden

GEHEN ALS GRUNDLAGE

Gehen ist so einfach! Wir vergessen heutzutage nur es zu tun. Wissenschaftler empfehlen, 10 000 Schritte pro Tag zu gehen. Zähle also ab jetzt lieber Schritte als Kalorien. Zehntausend Schritte klingt erst mal unglaublich viel. Auch ich musste (im wahrsten Sinne des Wortes) Schritt für Schritt lernen, mehr zu gehen. Deswegen weiß ich, welche Umstellung das ist. Aber du kannst mir, sozusagen von Couch-Potato zu Couch-Potato, vertrauen: Es ist nur am Anfang schlimm. Nach gar nicht allzu vielen Tagen hat man richtig Spaß daran zu gehen und fühlt sich fitter und attraktiver.

Im 14-Tage-Plan (siehe Seite 50 f.) führe ich dich langsam zu mehr Bewegung im Leben hin. Solltest du dich nicht an die 10, 20 oder 30 Minuten am Stück halten können, kannst du trotzdem das 10 000-Schritte-Ziel erreichen: Erhöhe deine Schrittzahl im Alltag bei vielen Kleinigkeiten.

Als Faustregel sollte man täglich etwa 100 Schritte mehr gehen als am Tag zuvor. Das merkt man fast nicht, denn für 100 Schritte braucht man nur etwa eine Minute, wenn man zügig geht. Besorge dir eines der vielen technischen Hilfsmittel wie Schrittzähler, Fitness-Armbänder bzw. -Uhren oder kostenlose Handy-Apps, die dir helfen, den Überblick zu behalten.

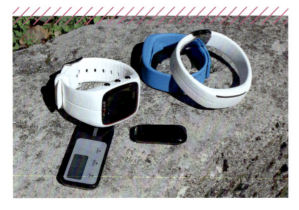

Beginne den Tag mit einem 20-minütigen Guten-Morgen-Spaziergang.

Dafür kannst du prima den Weg zur Arbeit nutzen. Spaziere 20 Minuten durch dein Viertel, bevor du ins Auto steigst, parke dein Auto etwas weiter weg oder steige eine U-Bahn-Station früher aus. Du wirst merken, dass ein paar Minuten Bewegung vor dem Berufsstress wahre Wunder wirken.

Den zweiten 20-Minuten-Block gehst du während der Mittagspause.

Sitze nicht die ganze Stunde am Tisch. Hole dir dein Essen, iss es langsam, aber ohne unnötiges Geplapper, wie wir Mädels das ja gerne mal machen (schöner Nebeneffekt: Dein Essen ist warm, solange du es isst), und gehe eine Runde um den Block oder durch einen Park. Sicherlich findest du eine Kollegin, die dich gern begleitet.

Die letzten 20 Minuten gehst du dann am Abend.

Du kannst z. B. nach der Arbeit mit deinem Partner rausgehen. So habt ihr Zeit, euch gegenseitig von eurem Tag zu erzählen. Oder du drehst mit deinen Kindern noch eine Runde. Du wirst sehen, wie viel Nähe solch ein gemeinsames Ritual schafft! Vielleicht möchtest du dir in diesen Minuten auch ganz bewusst Zeit für dich nehmen, lässt deinen Tag Revue passieren und machst die kleine Dankbarkeitsübung, wie auf Seite 49 beschrieben.

Am Anfang braucht man noch Entschlossenheit und Planung, um diese dreimal 20 Minuten am Tag zu gehen. Aber schon bald ist es einem in Fleisch und Blut übergegangen. Außerdem wirst du merken: Viele Dinge, die du bisher im Sitzen gemacht hast, kannst du genauso gut im Gehen erledigen, z. B. telefonieren, auf die U-Bahn warten oder Kaffee trinken. Deinem Einfallsreichtum sind keine Grenzen gesetzt!

Der Geh-Punkt

Jede von uns hat ihren ganz eigenen Geh-Punkt: Das ist der Punkt, bis zu dem du zu Fuß gehst bzw. an dem du entscheidest, lieber die U-Bahn oder das Auto zu nehmen.

Welcher Geh-Punkt-Typ bist du?
▶ Gehst du 30 Minuten zu Fuß zu dem Café, in dem du dich mit deiner Freundin triffst?
▶ Gehst du zu Fuß zur Arbeit, wenn das 20 Minuten dauert?
▶ Nimmst du lieber die U-Bahn, wenn du nur zwölf Minuten gehen müsstest?
▶ Bittest du sogar deinen Partner, dich schnell zur Post zu fahren, um dir fünf Minuten Fußmarsch zu ersparen?

Mein persönlicher Geh-Punkt liegt bei _____ Minuten Fußweg.

Während meines Marathontrainings lag mein Geh-Punkt bei 45 Minuten. Ich war so fit und mein Körper so an das Gehen gewöhnt, dass er sich fast von allein fortbewegte. Das hat mittlerweile natürlich wieder etwas nachgelassen, aber dennoch gehe ich weiterhin viel zu Fuß, denn das ist das einfachste und wichtigste Mittel, um schlank zu bleiben.

Erhöhe deinen Geh-Punkt, so weit es geht. Aber um realistisch zu bleiben: Fang mit zehn Minuten an und steigere dich langsam auf 20 Minuten. Du kannst dazu die Kartenfunktion auf deinem Handy befragen. Viele Apps zeigen an, wie lange man zu Fuß zu einem Ziel braucht. Als Extrabonus bekommst du frische Luft und Tageslicht, stehst nicht im Stau und suchst nie einen Parkplatz.

Glückstipp

Warum Gehen so guttut

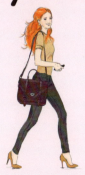

▶ **Nur zehn Minuten Gehen lindern Stress und Müdigkeit, da Bewegung Stresshormone abbaut, den Kreislauf mobilisiert und Endorphine freisetzt.**
▶ **Gehen reduziert Heißhungerattacken auf Schokolade. Tests mit Schokoladen-Viel-Futterern haben gezeigt, dass diejenigen, die in der vorgeschriebenen Zeit ohne Schokolade einen Spaziergang gemacht haben, danach weniger davon gegessen haben, als die, die währenddessen nur herumsaßen.**
▶ **Gehen beugt Krankheiten vor. Manche Wissenschaftler sind sogar davon überzeugt, dass ein täglicher Spaziergang gewissen Krebsarten vorbeugt.**
▶ **Gehen verbrennt Kalorien, etwa 65 pro 20 Minuten. Schaffen wir es wirklich, dreimal täglich 20 Minuten zu gehen, könnten wir pro Tag etwa 195 Kilokalorien verbrauchen. Hochgerechnet auf ein Jahr wären das schon über 70 000 Kilokalorien oder 10 Kilo, die du ganz nebenher abnehmen könntest.**

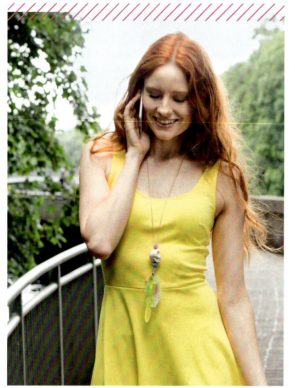

aus meinem Leben erzähle, dauert das schnell mal 20 Minuten. Zusätzlich telefoniere ich viel mit meinen Agenturen, mit Kunden oder Interview-Partnern. Ich habe mir angewöhnt, währenddessen die Wohnung (im vierten Stock, ohne Aufzug – so habe ich auch gleich ein paar Stufen, um meinen Po zu trainieren) zu verlassen und spazieren zu gehen. Zwar geht mir bei dem vielen Plappern manchmal auf den letzten Stufen fast die Puste aus, aber die Bewegung hat sogar die Energie und die Qualität meiner Gespräche erhöht. Ich bin am Telefon lebendiger, fröhlicher und dynamischer.

Treppensteigen

Zusätzlich zum Grundumsatz verbrauchte Kalorien pro Stunde	280*
Zusätzlich zum Grundumsatz verbrauchte Kalorien pro Woche (5 Minuten täglich)	163*
Verbrauchte Kalorien / Gewichtsverlust pro Jahr	8493 / 1,21 kg

Eines der einfachsten Work-outs, das wir in unseren Alltag einbauen können, ist Treppensteigen. Stufen begegnen uns immer und überall, sei es in der U-Bahn, in Bürogebäuden, in unserem Wohnhaus oder in der Tiefgarage. Aber die Verlockung faul zu sein ist groß – überall lauern Rolltreppen und Aufzüge! Meistens nehmen wir sie, ohne lange darüber nachzudenken …

Doch ab jetzt lautet die Devise: selbst gehen! Keine Aufzüge, keine Rolltreppen mehr! Und von dieser Regel gibt es keine Ausnahmen. Auch nicht, wenn die Taschen schwer oder die Beine müde sind! Schon nach kurzer Zeit wirst du merken, wie schnell sich deine Fitness verbessert.

Alle Gründe sprechen dafür, mit Spaß und Freude die Stufen hinaufzustürmen:

Physiker haben berechnet, dass Treppensteigen siebenmal anstrengender ist, als auf einer ebenen

IMMER UND ÜBERALL IN BEWEGUNG

Zwei meiner Lieblingsbewegungsgeheimtipps sind Telefonieren im Gehen und Treppensteigen – sie sind ganz simpel, überall umsetzbar und noch dazu effektiv!

Im Gehen telefonieren

Zusätzlich zum Grundumsatz verbrauchte Kalorien pro Stunde	105*
Zusätzlich zum Grundumsatz verbrauchte Kalorien pro Woche (1 Stunde täglich)	735*
Verbrauchte Kalorien / Gewichtsverlust pro Jahr	38 220 / 5,46 kg

Führe alle Telefonate im Gehen! Ich telefoniere fast täglich mit meinen Eltern oder mit meinen besten Freundinnen, und da ich ihnen immer alles

Fläche zu gehen. Es ist das ideale Fitnesstraining, denn man arbeitet direkt gegen die Schwerkraft an und beansprucht mit dem Oberschenkelmuskel einen der größten Muskeln im menschlichen Körper. Je mehr bzw. größere Muskeln an einer Bewegung beteiligt sind, desto mehr Kalorien werden verbrannt.

Englische Wissenschaftler behaupten, dass bereits sieben Minuten tägliches Treppensteigen das Herzinfarktrisiko um unglaubliche 60 Prozent senken kann.

Mit Treppensteigen können wir etwa 30 Kilokalorien in fünf Minuten verbrennen (der Wert ist abhängig von Gewicht, Größe etc.). Fünf Minuten hat man leicht zusammen, wenn man in der Arbeit, in der U-Bahn und im eigenen Wohngebäude auf den Aufzug verzichtet. Machen wir das konsequent jeden Tag, sind das in der Woche schon 200 und im Jahr 10 400 Kilokalorien oder umgerechnet 1,5 Kilo Fett, die wir jährlich abnehmen, einfach durch Treppensteigen. Rolltreppensteigen ist übrigens sogar noch effektiver als Treppensteigen, da deren Stufen höher sind. Dadurch wird auch der Po besser trainiert.

(*Kalorienverbrauch, gerundet, für eine durchschnittliche Frau mit 70 kg Körpergewicht. Diese Werte können stark schwanken.)

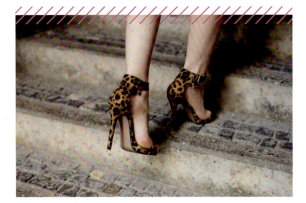

Wir hören das Wort »Muskeln« und denken sofort an Bizeps, Trizeps oder Waschbrettbauch. Dabei hat unser Körper viel mehr zu bieten: 656 Muskeln sind ständig für uns im Einsatz, die meisten davon nehmen wir kaum wahr. Wenn die stabilisierende Muskulatur (Tiefenmuskulatur) arbeitet, ist nämlich äußerlich nichts zu sehen. Sie sorgt für unsere aufrechte Haltung, unser Gleichgewicht und unsere Funktionsfähigkeit. Allein unseren etwa 3,5 Kilo schweren Kopf den ganzen Tag auf der dünnen Wirbelsäule zu balancieren ist eine riesige Leistung.

Wie für alle Muskeln gilt auch für die Tiefenmuskulatur: Je weniger wir sie beanspruchen, desto stärker verkümmert sie. Wir bekommen eine schlechte Haltung, der Körper wird instabil und es fällt uns schwerer, in Balance zu bleiben. Wir müssen viel mehr Energie aufwenden, um uns aufrecht zu halten. Diese Energie fehlt dann an anderen Stellen und wir werden antriebs- und konzentrationslos.

Wenn Sitzen das Problem ist, ist Stehen die Lösung

Für unseren Körper macht es einen riesigen Unterschied, ob wir stehen oder sitzen. Wahrscheinlich denkst du jetzt: »Warum? Der Sitzer und der Steher bewegen sich doch beide nicht?« Äußerlich sieht man tatsächlich kaum einen Unterschied. Aber im Körper drin geht beim Stehen einiges vor.

Denn wir stehen nie wirklich still. Wir verlagern unser Gewicht ständig von einem Bein auf das andere, machen mal einen kleinen Schritt hier oder schwenken unseren Arm dort und verlagern damit unser Gewicht. Beim Sitzen bewegen sich im Extremfall nur die Finger und die Gesichtsmuskeln. Beim Stehen stärken wir die wichtige Tiefenmuskulatur.

Stehen, wo es geht

Gelegenheiten zum Stehen gibt es überall, z.B. in der U-Bahn oder im Bus. Kein Grund, in die Bahn zu stürmen und panisch der Oma den letzten Sitzplatz unterm Hintern wegzuschnappen. Die paar Minuten können wir stehen! Auch auf dem Handy rumspielen oder ein Buch lesen kann man im Stehen. Du kannst sogar stehen, wenn du zu Hause am Schreibtisch arbeitest. Dazu musst du nur ein wenig erfinderisch sein. Ich habe mir zum Schreiben dieses Buches z.B. einen Sitzwürfel auf den Schreibtisch gestellt, darauf meinen Computer und schon konnte ich bequem im Stehen arbeiten.

Wenn dir langes Stehen anfangs schwerfällt, wechsle erst einmal zwischen Stehen und Sitzen. Mit der Zeit wirst du immer länger mühelos stehen können.

DIE 20-20-REGEL

Mit dieser Regel bringst du mehr Dynamik in dein Leben. Vor einiger Zeit gab mir ein Trainer einen Ratschlag, der mir seitdem immer wieder unangemeldet in den Sinn kommt: »Tu alles, was du tust, 20 Prozent schneller!«

Erst dachte ich: Spinnen die, 20 Prozent schneller? Geht nicht. Tatsache ist: Meistens geht es doch. Probiere es selbst mal aus: Lege auf der Straße einen Gang zu. Spüle das Geschirr schneller ab, gehe die Treppe schneller hoch, schreibe ein bisschen schneller … Die Abläufe werden einen Tick zügiger, ohne dass es stressig wird.

Viele Dinge tun wir ohne besonderen Grund einfach langsam. An mir selbst fällt mir das auch immer wieder auf (sogar beim Marathon-Training mochte ich die langsamen 35-Kilometer-Einheiten lieber als 20 Minuten Sprintübungen). Aber das Schöne an diesem 20-Prozent-schneller-Konzept ist, dass man seine Lebensenergie insgesamt erhöht. Indem man sich schneller bewegt, wird nicht nur der Körper stärker aktiviert, man gewinnt auch Zeit für neue Dinge. Selbst auf der geistigen Ebene beginnt man, schneller zu denken und mehr und Neues auszuprobieren.

Diese Regel hat mich dazu inspiriert, für mich selbst eine zweite Regel aufzustellen:

> Nutze jede Bewegung.
> Und mach sie
> 20 Prozent intensiver.

Viele Bewegungen machen wir nämlich nur mit dem minimal notwendigen Aufwand. Dabei steckt gerade in Alltagsbewegungen viel Potenzial. Wenn man sich bewusst auf die Muskeln und die Kraft konzentriert, die sie erzeugen, kann man jede Bewegung intensiver ausführen. Um schön, fit und energievoll zu werden, solltest du aus jeder Bewegung, die du machst, das Maximale herausholen. Verschwende sie nicht!

Nimm zum Beispiel das Treppensteigen: Du kannst die Stufen langsam hinaufschlurfen. Oder du nimmst jede Stufe ganz bewusst: Du spannst bei jedem Schritt deine Muskeln an, drückst dich kraftvoll ab, erhöhst dein Tempo etwas und nimmst vielleicht sogar mal zwei Stufen auf einmal. Kleiner Tipp: Lächeln dabei nicht vergessen! Mit einem Lächeln auf den Lippen wird es noch schneller und unbeschwerter gehen.

Außer dass du bei beim Treppenschlurfen genauso wie beim Treppensteigen oben ankommst, haben die beiden Varianten wenig gemeinsam. Aber man hat immer die Wahl. Man muss sich nur für die richtige Variante entscheiden.

Aus einem notwendigen Übel wird so ein Mini-Work-out und eine wundervolle Gelegenheit, den eigenen Körper zu spüren und das Leben intensiver zu gestalten. Du wirst merken, wie sich das auch auf deine geistige Energie überträgt und du dich wacher und unternehmenslustiger fühlst.

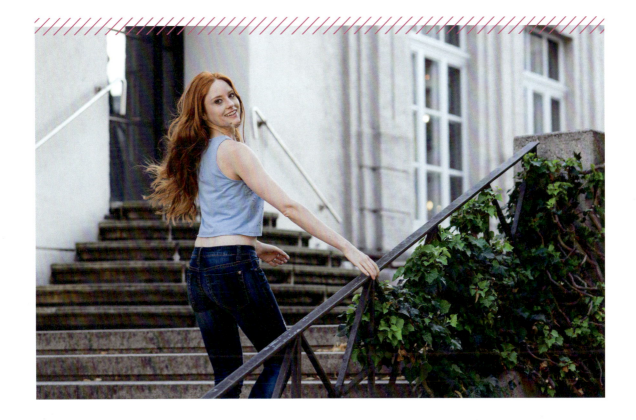

Diese veränderte Art, sich zu bewegen, funktioniert nicht nur beim Treppensteigen. Versuche von nun an, jeden Schritt kraftvoller und bewusster auszuführen. Wir machen einige Tausend Schritte pro Tag. Da macht es einen großen Unterschied, wenn du jedes Mal deinen Fuß nur einen Zentimeter höher hebst!

Spanne deine Arme bewusst an, wenn du etwas trägst, und halte den Gegenstand ein wenig höher. Nutze ganz bewusst deine Oberschenkelmuskeln und beziehe deine Unterschenkel mit ein, wenn du von einem Stuhl aufstehst, und stehe 20 Prozent kraftvoller auf.

Um Körperhaltung und Bewegung zu ändern, reicht es manchmal schon, wenn du ganz fest an das Wort »dynamisch« (oder »kraftvoll«, »mit Power«, was immer dir gefällt) denkst und es gedanklich immer wieder wiederholst.

Unsere Gedanken haben nämlich einen unglaublichen Einfluss auf uns. Wenn ich bei einem Fotoshooting einfach nicht in die richtige Stimmung kam, habe ich mir oft ein Wort geschnappt und es in Gedanken immer wieder vor mich hingesagt, bis es sich in meiner Stimmung und Ausstrahlung widergespiegelt hat: »Glamourös, glamourös, glamourös …« Du kannst dir auch vorstellen, dass du dich in einem Film befindest und dir einen »Untertitel« unter die Szene legen: »Lebensfroh« oder »Sie läuft kraftvoll und begeistert die Straße entlang«. Das kommt dir bestimmt erst mal komisch vor, aber in deiner Ausstrahlung und Körperhaltung wird es einen riesigen Unterschied machen. Und das Schöne daran ist: Niemand kann deine Gedanken hören.

Mehr Aktivität für zu Hause

AKTIV UND BEWEGLICH DURCH DEN TAG

Zu Hause gibt es viele Möglichkeiten, mehr Bewegung in den Alltag einzubauen. Das beginnt schon mit einer kleinen Morgenroutine im Bett und endet mit einem Mini-Work-out abends vor dem Fernseher.

GUTEN-MORGEN-GYMNASTIK

Bleibe vor dem Aufstehen einen kurzen Moment länger im Bett liegen, um deine Lebensenergie durch Strecken und Dehnen langsam zu wecken. Du beginnst deinen Tag mit viel mehr Elan, wenn du deine Muskeln ganz bewusst aktivierst. Lass deinen Wecker dafür jeden Tag nur drei Minuten früher läuten als bisher.

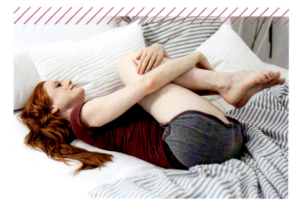

Rückenschaukel

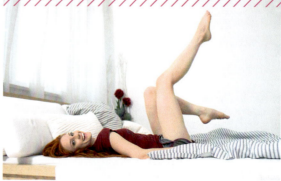

Fahrrad fahren

Die Knie zur Brust ziehen und mit den Armen umfassen. Sanft je 5-mal nach links und nach rechts schaukeln, dann 10-mal vor und zurück.

Auf dem Rücken liegen bleiben und mit den Beinen in der Luft Rad fahren. 15-mal vorwärts und 15-mal rückwärts.

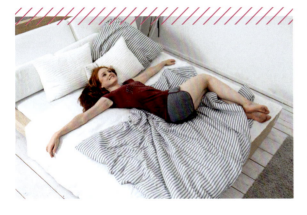

Beinpendeln

Die Beine angewinkelt nach oben nehmen (sodass zwischen Oberschenkeln und Unterschenkeln und zwischen Oberschenkeln und Oberkörper je ein rechter Winkel ist) und 5-mal zu jeder Seite ablegen und wieder aufrichten. Den Oberkörper dabei liegen lassen und möglichst wenig mitdrehen.

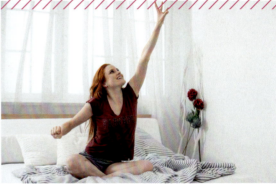

Äpfel pflücken

Aufsetzen, in den Schneidersitz gehen und die Arme über den Kopf nehmen. Dann in alle Richtungen strecken und imaginäre Äpfel »pflücken«, die weit über dir hängen. Vielleicht hängt der eine oder andere Apfel auch schräg hinter dir. 15 Äpfel pflücken.

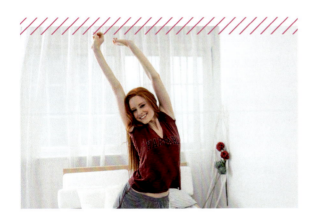

Strecken

Nach dem Aufstehen noch mal aktiv dehnen und strecken, nach vorn fallen lassen, mit der linken Hand den rechten Fuß berühren und umgekehrt, einige Male hin- und herschwingen.

Abschluss

Zum Abschluss noch fünf Kniebeugen und anschließend fünf Liegestütze gegen eine Wand machen.

Für mich ist das Wichtigste bei einer Morgenroutine ein kurzer Lächel-Moment! Versuche, nur zehn Sekunden lang alle stressigen Gedanken beiseite zu schieben. Schau dich im Spiegel an, lächle und sage: »Heute wird ein toller Tag!«

Weiter geht's mit einer aktiv genutzten Zeit beim Zähneputzen. Diese paar Minuten pro Tag bieten dir eine wunderbare Möglichkeit, den Körper zu bewegen, denn es gibt keinen Grund, dabei stillzustehen.

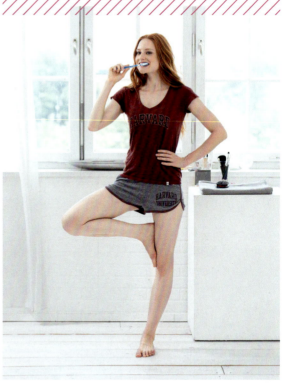

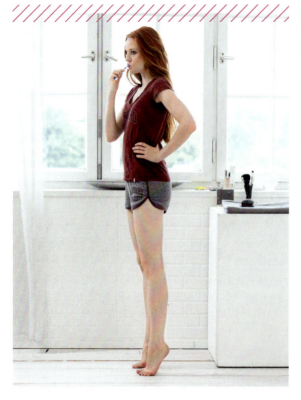

Gleichgewichtstraining

Auf einem Bein stehend die Zähne putzen. Hältst du das ohne Probleme lange durch, kannst du dabei auch die Augen schließen oder die Yoga-Haltung »Baum« einnehmen. Dabei die Fußsohle an den Oberschenkel des anderen Beins legen.

Für »Fortgeschrittene«: Auf einem Bein stehen, das andere Bein anheben und den Fuß in der Luft kreisen, 10-mal nach links, 10-mal nach rechts, anschließend die Seiten wechseln.

Wadentraining

Die Fersen heben, auf die Fußballen stellen und wieder absenken. Das Ganze 50-mal wiederholen. (Am Anfang wirst du es nicht so oft schaffen, aber du kannst dich jeden Tag ein bisschen steigern.)

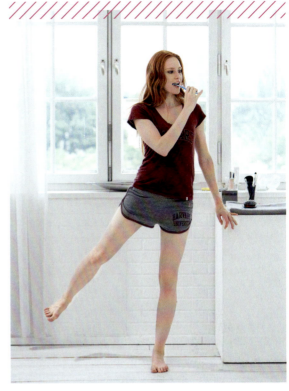

Po-Übung

Am Waschbecken festhalten. Das Gewicht auf das linke Bein verlagern, den Po anspannen und das rechte Bein langsam seitlich heben und wieder senken. 20-mal wiederholen, dann die Seiten wechseln.

Für eine Verbesserung des Gleichgewichtssinns: Aufrecht stehen, gerader Oberkörper. Ein Bein seitlich weit anheben, dann vor oder hinter dem anderen Bein vorbeischwingen und wieder weit nach außen anheben. Je Seite 10-mal wiederholen.

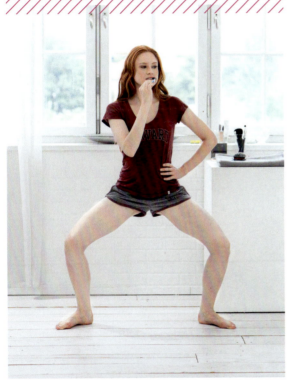

Sumo-Kniebeugen

Breitbeinig hinstellen, die Zehen nach außen drehen, dann den Po senken, während der Oberkörper gerade bleibt. Die Beine wieder durchstrecken und so oft wiederholen, bis die Zähne sauber sind.

Wenn du Frühstück machst, laufe in der Küche nur auf den Fußballen, während du Kaffee kochst, Brot schneidest und den Tisch deckst.

Ziehe dir Socken und Schuhe im Stehen an. Und zwar nicht, indem du dich bückst, sondern indem du jeweils ein Bein so weit nach oben ziehst, dass dein Oberkörper aufrecht bleibt.

Platziere alles, was du oft benötigst (Fernbedienung, Getränk, Drucker, Taschenrechner …) ab jetzt so, dass du aufstehen und am besten einige Schritte zurücklegen musst, um es zu erreichen. Einmal aufstehen macht noch wenig Unterschied. Aber über Tage, Wochen und Monate hinweg wird sich diese kleine Veränderung so summieren, dass du damit irgendwann sogar ein paar Kilos verlieren kannst.

Verbrauchst du zwei Kilokalorien, um dein Getränk zu holen, und machst das fünfmal am Tag, sind das pro Woche schon 70 Kilokalorien. Das klingt zugegebenermaßen nach wenig! Aber über ein ganzes Jahr gerechnet hast du nach 52 Wochen 3670 Kilokalorien verbraucht, also theoretisch ein halbes Kilo abgenommen. Ganz ohne Sport oder Diät!

Den ersten Schritt zu deinem Glücksgewicht kannst du auch jetzt sofort schon machen: Stehe auf und lies das Buch stehend weiter!

(*Kalorienverbrauch, gerundet, für eine durchschnittliche Frau mit 70 kg Körpergewicht. Diese Werte können stark schwanken.)

Tanzen

Zusätzlich zum Grundumsatz verbrauchte Kalorien pro Stunde	245*
Zusätzlich zum Grundumsatz verbrauchte Kalorien pro Woche (6 Minuten täglich)	171,5*
Verbrauchte Kalorien / Gewichtsverlust pro Jahr	8918 / 1,27 kg

Wann immer du zu Hause deine Lieblingsmusik im Radio hörst: Tanze dazu! Ob beim Kochen oder Bügeln oder wenn du gerade gar nichts zu tun hast. Ganz egal, wie es aussieht, es kommt nur darauf an, dass du dich viel bewegst und Spaß hast! Es lockert deinen ganzen Körper, du verbrennst ganz schön viele Kalorien und setzt Glückshormone frei. Eine schönere Art, sich zu bewegen, gibt es kaum.

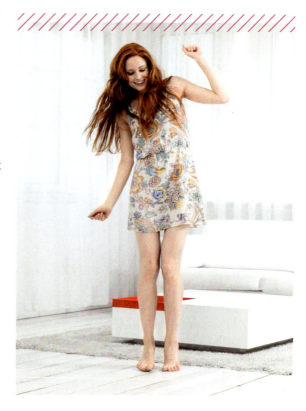

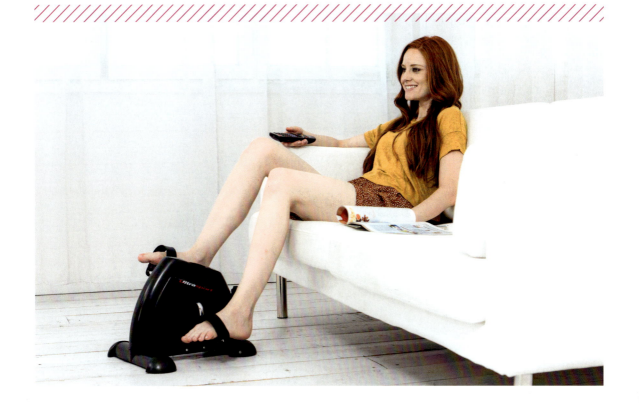

Aktiv Fernsehen

Zusätzlich zum Grundumsatz verbrauchte Kalorien pro Stunde (leichte Anstrengung)	140*
Zusätzlich zum Grundumsatz verbrauchte Kalorien pro Woche (1 Stunde täglich)	980*
Verbrauchte Kalorien / Gewichtsverlust pro Jahr	50 960 / 7,28 kg

Ein großer Teil von uns sinkt abends erschöpft aufs Sofa, zappt sich den restlichen Abend von Programm zu Programm und steht nur mal kurz auf, um sich ein Gläschen Wein zu holen oder auf Toilette zu gehen. Genau in diesen Stunden könnten wir aber unseren Körper noch mal richtig schön bewegen. Unseren Arbeitsalltag können wir nur bedingt beeinflussen, aber unseren Feierabend werden wir ab jetzt konsequent aktiv gestalten.

Wenn es unbedingt Fernsehen sein muss, kannst du dazu einen Hometrainer vor das Fernsehgerät stellen. Für das »Training« musst du dich weder umziehen noch Sportschuhe tragen und du wirst auch nicht wirklich ins Schwitzen kommen, denn du brauchst gar keine sportlichen Höchstleistungen zu bringen. Auf Stepper, Fahrrad oder Laufband kannst du gaaanz langsam vor dich hin laufen / radeln / gehen. Hauptsache, du sitzt nicht still.

Ich persönlich verbringe sehr wenig Zeit vor dem Fernseher, und wenn doch, mache ich gerne Fitness-übungen nebenbei oder benutze mein kleines Mini-Bike, mit dem ich abwechselnd mit den Beinen und den Armen radle. Klar ist das am Anfang ungewohnt. Aber du wirst sehen, dass du nach wenigen Tagen schon eine begeisterte »aktive« Fernseherin bist und nebenbei noch tolle Beine und Arme bekommst.

Fitbleiben im Büro

DAS SCHREIBTISCH-DILEMMA

Leider sind Büroarbeitsplätze selten gesundheitsgerecht gestaltet. Oft haben wir wenig bis gar keinen Einfluss auf die Art und Weise, wie wir arbeiten. Dabei wären die meisten »Schreibtisch-Täter« mit mehr Bewegung viel produktiver und leistungsfähiger! Der Körper begibt sich bei langem Sitzen in eine Art Stand-by-Modus und schlummert vor sich hin. Auch das Gehirn schlummert mit und ist weniger frisch und ideenreich, als wenn man immer in leichter Bewegung ist.

Dafür würde es schon reichen, öfter aufzustehen. Dann wacht der Körper nämlich auf und wird leistungsbereit. Außerdem erledigen viele, die im Stehen arbeiten, ihre Aufgaben zügiger, als sie es im gemütlichen Sitzen tun. Leider wissen bisher nur wenige Unternehmen, welches Potenzial durch ein gesundheitsgerecht gestaltetes Arbeitsumfeld freigesetzt werden kann. In einigen Jahren wird das vermutlich schon ganz anders aussehen, denn momentan wird viel in diese Richtung geforscht und es kommen mehr und mehr bewegungsfördernde Produkte auf den Markt.

Auf Seite 43 findest du ein paar Anregungen, wie du dir deinen Arbeitsplatz gestalten kannst. Allerdings benötigst du für ihre Umsetzung die Zustimmung deines Vorgesetzten. Du kannst aber jetzt schon damit beginnen, dir bestimmte Verhaltensweisen anzugewöhnen, die nach außen hin kaum auffallen, dich aber gesünder, frischer und produktiver machen.

Der beste Einstieg: die aktive Mittagspause

Wie wir schon im Kapitel »Gehen als Grundlage« (siehe Seite 26) gesehen haben, ist Gehen die beste und einfachste Möglichkeit, täglich aktiv zu werden. Mach es dir ab heute zur Gewohnheit, den zweiten deiner täglichen drei 20-Minuten-Blöcke während der Mittagspause zu gehen, und bleib dabei.

Vielleicht beginnst du erst mal mit einem Tag pro Woche, denn anfangs bedeutet das eine ganz schöne Umstellung. Du wirst aber schnell merken, wie gut eine aktive Pause tut, um wieder neue Energie zu finden, und wirst schon ziemlich bald nicht mehr darauf verzichten wollen.

Immer wieder aufstehen

Prinzipiell solltest du bei der Arbeit am Schreibtisch nicht länger als 20 bis 30 Minuten am Stück sitzen. Um das zu erreichen, kannst du verschiedene Aufstehtricks anwenden:

Stelle dein Getränk so weit entfernt von deinem Arbeitsplatz hin, dass du entweder aufstehen oder sogar einige Schritte gehen musst, um es zu erreichen. Wenn du gleichzeitig das Ziel verfolgst, täglich die empfohlenen zwei bis drei Liter zu trinken, wird dir dieser Trick zusätzlich viele kleine Pausen vom Sitzen einbringen, da du dadurch sicherlich auch öfter zur Toilette gehen wirst.

Nutze auch den Gang zur Toilette als kleines Fitness-Work-out, indem du, falls möglich, eine

Toilette in einem anderen Stockwerk aufsuchst – und dabei natürlich nicht Aufzug fährst, sondern Treppen steigst.

Stelle den Papierkorb an eine Stelle, wo du ihn im Sitzen nicht erreichst, sodass du aufstehen und im besten Fall sogar ein paar Schritte gehen musst, um etwas wegzuwerfen.

Anstelle E-Mails mit Kollegen auszutauschen, gehe lieber kurz bei ihnen vorbei, um die Dinge persönlich zu besprechen. Das geht meist sogar schneller, als viele E-Mails zu tippen.

Als Erinnerung ans Aufstehen kannst du kleine Helferlein wie Sportuhren oder Activity Tracker nutzen. Solche Geräte haben einen Inaktivitätsalarm und erinnern dich nach 55 Minuten Sitzen mit einem Pieps oder Vibration daran, dass du dringend aufstehen solltest.

... oder gleich im Stehen arbeiten

Es gibt außerdem viele Tätigkeiten, die du ganz im Stehen erledigen kannst. Auch wenn es dir erst mal etwas komisch vorkommt, stehe einfach auf, um Akten und Berichte oder die Post zu lesen. Auch Projektbesprechungen mit einem Kollegen lassen sich durchaus im Stehen durchführen.

Und genauso wie zu Hause kannst du sicher auch im Büro im Stehen oder Gehen telefonieren. Vielleicht spornst du damit sogar deine Kollegen an, sich während der Arbeit etwas mehr zu bewegen.

Wenn du irgendwo herumstehen und warten musst (z. B. am Kopierer oder an der Kaffeemaschine), kannst du deine Waden trainieren. Dafür hebst und senkst du einfach deine Fersen und damit deinen ganzen Körper in einem dynamischen Tempo – wie du das von deiner Morgenroutine kennst.

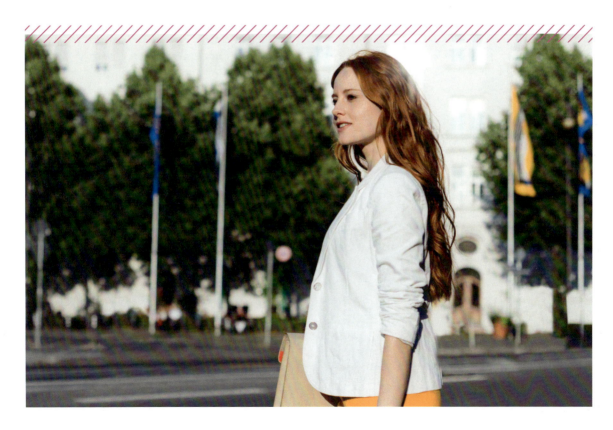

FIT IM SITZEN

Neben den Aufstehmomenten solltest du dir auch kurze Übungseinheiten während des Sitzens einbauen, um den Muskeln immer wieder kleine Bewegungsreize zu geben. Sitze bei allen Übungen aufrecht und konzentriere dich ganz auf die Muskeln, die du aktivierst.

Das Schöne ist, dass man bei einigen dieser Übungen die Aktivität gar nicht sieht. Du kannst sie also relativ unauffällig während der Arbeit machen. Das heißt aber nicht, dass sie nichts bringen! Diese Art von Übungen nennt man isometrisch. Dabei wird der Muskel nicht trainiert, indem er sich zusammenzieht und eine sichtbare Bewegung macht, sondern indem er mehrere Sekunden lang angespannt wird, dabei aber die Länge nicht ändert, er z. B. Druck oder Zug ausübt. Solche Übungen werden wir im Fitnessteil auch noch finden, aber gerade im Büro sind sie superpraktisch, damit die Kollegen dich nicht komisch anschauen.

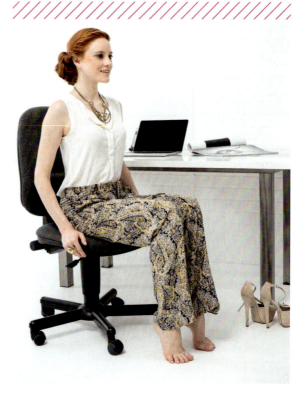

Fersen heben

Abwechselnd die Ferse des linken und des rechten Beins heben und senken, dabei die Füße schön über die Ballen abrollen. Das Tempo variieren: mal schnell, mal langsam, dann beide Fersen gleichzeitig heben und senken. (Mit hohen Schuhen funktioniert diese Übung schlecht. Am besten schlüpfst du heimlich unterm Tisch aus den Pumps und machst die Übung barfuß.)

Stuhl zusammendrücken

Die Hände links und rechts flach an die Außenseiten des Stuhls legen und kräftig gegen den Stuhl drücken, als wolltest du die Sitzfläche »zusammenschieben«. Entspannen. Insgesamt 10-mal drücken und locker lassen und dabei am besten das Tempo variieren. Die Übung ist wirklich supereinfach und dennoch kannst du direkt spüren, dass deine Muskeln wieder aktiviert wurden.

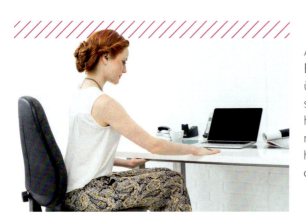

Tisch drücken

Eine Hand liegt flach auf, die andere unter der Tischplatte. Die Hände sind etwa schulterbreit auseinander. Nun mit beiden Händen kräftig gegen die Tischplatte drücken. Einige Sekunden halten und wieder lösen. Nach ein paar Wiederholungen die Seiten wechseln.

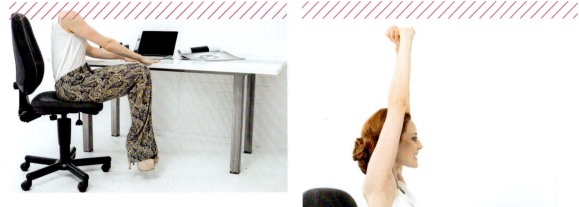

Oberschenkel-Fuß-Heben

Aufrecht auf dem Stuhl sitzen. Oberkörper und Oberschenkel bilden einen 90-Grad-Winkel, ebenso Ober- und Unterschenkel. Die Arme liegen locker auf dem Tisch. Nun Oberschenkel, Knie und Füße einige Zentimeter heben, dabei die Fersen unter den Knien halten und nicht nach hinten wegziehen. Die Kraft kommt hauptsächlich aus den unteren Bauchmuskeln. Nicht mit den Armen abdrücken!

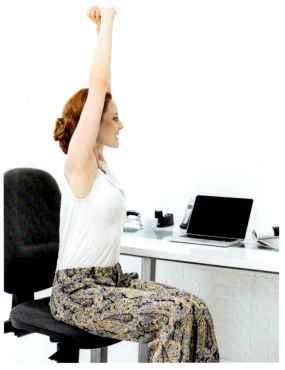

Dehn-Strecken

Die Hände aneinanderlegen und die Arme über den Kopf strecken, dann die Handflächen zur Decke wenden. Langsam den Oberkörper mit geradem Rücken abwechselnd nach links und rechts drehen. Mehrmals wiederholen, dann in die Mitte zurückdrehen und den Oberkörper nach links und rechts neigen, sodass die Taille abwechselnd links und rechts »eingeknickt« wird. Dabei nicht nach vorn sacken, sondern den Oberkörper immer aufrecht halten.

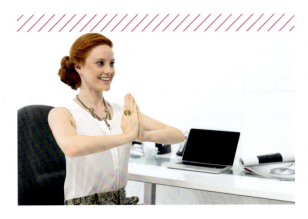

Hand-Drücken

Die Hände vor der Brust aneinanderlegen. Dann kräftig gegeneinander drücken und wieder locker lassen. Mehrere Wiederholungen in unterschiedlichem Tempo. Wenn du die Fingerspitzen nach unten oder vorn zeigen lässt, trainierst du die Muskeln aus einem anderen Winkel.

Hand gegen Oberschenkel

Die Hände liegen auf den Oberschenkeln. Dann mit einem Oberschenkel nach oben gegen die Hand drücken und mit der Hand so viel Gegendruck aufbauen, dass sie den Oberschenkel unten hält. Von außen sieht man die Bewegung quasi nicht. Nur du spürst den Druck.

Bein-Heben

Eine relativ einfache Übung, aber mit genügend Wiederholungen trotzdem sehr effektiv: Unterm Tisch die Beine im 90-Grad-Winkel aufstellen. Nun die Füße abwechselnd heben, bis das Knie gerade und das Bein gestreckt ist.

Po anspannen

Dies ist die wohl einfachste Übung, die man machen kann, wo immer man sitzt: Po anspannen und locker lassen. Du kannst das Tempo variieren oder die Anspannung längere Zeit halten.

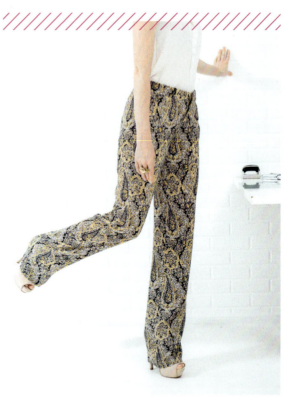

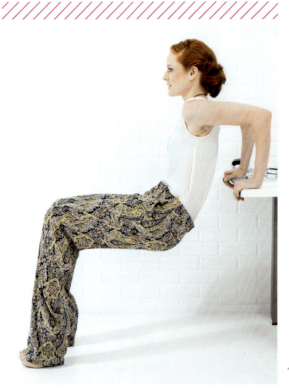

Po und Beine im Stehen aktivieren

Vor den Schreibtisch stellen und ein Bein gestreckt nach hinten anheben. Dabei den Po anspannen. Anschließend die Ferse zum Po ziehen und danach Richtung Boden absenken. Einige Male wiederholen. Der Oberkörper bleibt immer aufrecht. Die Bewegung erinnert ein wenig an ein mit den Hufen scharrendes Pferd.

Noch ein letzter Tipp

Versuche, auch während des Sitzens immer in Bewegung zu bleiben, indem du häufiger deine Sitzposition änderst, dich mal auf die Stuhlkante setzt, nach hinten und nach vorn lehnst, das Becken kippst usw. Wenn du diese Übungen jede halbe Stunde oder Stunde einmal machst, bleiben nicht nur deine Muskeln wach, sondern auch du selbst. So kannst du dir sicherlich auch den einen oder anderen Kaffee sparen.

Trizeps-Übung

Die Hände hinter dem Körper auf die Tischkante setzen, die Beine im 90-Grad-Winkel aufstellen. Die Arme langsam beugen und wieder strecken.

KLEINE VERÄNDERUNGEN, GROSSE WIRKUNG

Einige Arbeitsmediziner empfehlen für einen optimalen Arbeitstag 50 Prozent Sitzen, 25 Prozent Stehen und 25 Prozent Bewegen. Um das in die Tat umzusetzen, hier noch ein paar weitere Ideen:

Stehpult

Waren diese Tische vor einigen Jahren noch Nischenprodukte, sind sie heute zunehmend im Trend. Eine Alternative zu einem Stehpult ist ein Schreibtischaufsatz, der groß genug für einen Laptop ist. Man stellt ihn einfach auf den Schreibtisch, um die Arbeitsfläche zu erhöhen.

Vielleicht kannst du deinen Vorgesetzten ja davon überzeugen, dass es nicht nur für deine Gesundheit, sondern auch für deine Produktivität (und also

auch für ihn) Vorteile hat, wenn du ab und zu im Stehen arbeiten kannst. Ich persönlich bin davon überzeugt, dass wir in 20 Jahren keine herkömmlichen Schreibtische mehr in Büros finden werden.

Mini-Bike unter dem Schreibtisch

Ein Mini-Bike hält einen wunderbar in Bewegung – während man sitzt. Ich habe mir auch eines gekauft, als ich mit dem Schreiben dieses Buches begonnen habe, und bin restlos begeistert. Man soll gar nicht schnell fahren. Hauptsache, man ist konstant in Bewegung. Das lenkt den Geist nicht ab und der Körper bleibt aktiv und aufmerksam. Hat man das Rad erst mal vor sich stehen, kann man gar nicht mehr anders, als in die Pedale zu treten!

Besprechungen im Gehen

Oft sitzt man stundenlang in Meetings jeder Art. Dabei würden Besprechungen davon profitieren, dass man sich währenddessen bewegt. Die Forschung weist immer wieder darauf hin, dass man in Bewegung Informationen besser und schneller verarbeitet und kreativer denkt.

Rege bei deinen Vorgesetzten an, die nächste Besprechung vor die Tür zu verlagern. Vielleicht gibt es in eurem Bürogebäude auch einen langen Gang, der sich dafür eignet. Solch ein »Walking Meeting« ist ideal für 2 bis 4 Personen. Dabei gelten dieselben Regeln wie bei einer Besprechung im Sitzen:

▸ Mit Begrüßung, Agenda, Diskussion und Ende soll es genauso strukturiert sein wie eine Besprechung, die am Tisch stattfindet.
▸ Die Teilnehmer sollten immer Notizblöcke oder Handys mit Notizfunktion dabei haben, um sich wichtige Ergebnisse zu notieren.
▸ Und vor allem ist es wichtig, nicht an vielbefahrenen Straßen zu gehen, um die Teilnehmer nicht zu gefährden.

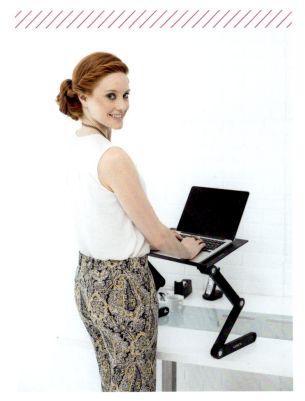

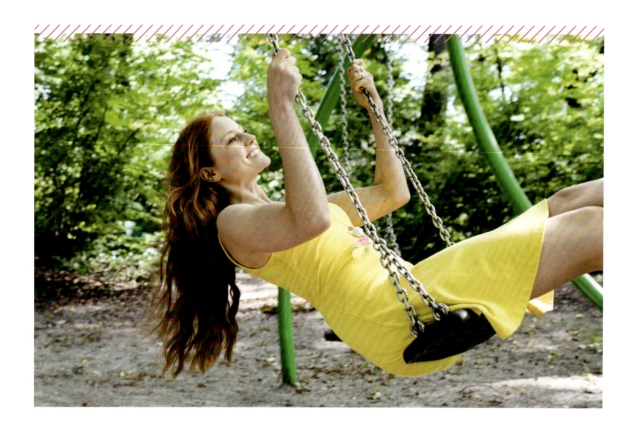

Mehr Bewegung in der Freizeit

KEINE ZEIT? GIBT'S NICHT!

Wir denken immer, Bewegung wäre optional. Es ist gut, wenn man aktiv ist, aber wenn man gerade keine Zeit dafür hat, macht das nichts. Doch Bewegung ist nicht optional! Wir müssen uns die Zeit dafür nehmen. Jeder von uns hat 24 Stunden am Tag. Wenn wir davon durchschnittlich acht Stunden arbeiten und acht Stunden schlafen, sind immer noch acht Stunden pro Tag übrig, um uns um unseren Körper zu kümmern. Das Spannende ist, dass Menschen, die beruflich erfolgreich sind und 50 oder gar 60 Stunden pro Woche arbeiten, durchschnittlich mehr Sport machen als diejenigen, die weniger arbeiten. Sie erkennen, wie wichtig Sport als Ausgleich zum stressigen Alltag ist, und legen Wert auf einen funktionierenden Körper.

»Wer nicht jeden Tag etwas Zeit für seine Gesundheit aufbringt, muss eines Tages sehr viel Zeit für die Krankheit opfern!«
Sebastian Kneipp

Mach dir mal bewusst, womit du dich im Laufe des Tages so beschäftigst. Bestimmt sind da viele unnötige Dinge dabei: Fernsehen, x-mal das Outfit wechseln, durch die sozialen Medien surfen – da sollten wir doch mindestens genauso viel Zeit für etwas Sport aufbringen können. Überlege, wo du etwas Zeit einsparen könntest, um dir (täglich) etwas Gutes zu tun und dich zu bewegen.

Bewegung muss wie Zähneputzen sein

Wir putzen uns täglich zwei- bis dreimal die Zähne. Da sagen wir ja auch nicht: »Ich habe mir die Zähne doch schon letzte Woche geputzt und jetzt gerade keine Zeit«, sondern machen es einfach. Genauso muss es mit der Bewegung funktionieren: Sie muss für uns so zum Alltag gehören wie das morgendliche Aufstehen, das tägliche Zähneputzen und die Mahlzeiten morgens, mittags und abends.

DIE 21-TAGE-REGEL: ROUTINEN UND RITUALE SCHAFFEN

Einmal zu Fuß zu gehen hilft zwar ein kleines bisschen, aber erst wenn wir uns gewohnheitsmäßig bewegen, ändern wir in unserem Leben wirklich etwas. Man kann sagen, dass sich etwas in uns verankert hat, wenn wir es 21 Tage nacheinander tun. Also drei Wochen lang jeden einzelnen Tag. Dann ist es für uns normal geworden und kostet uns keine Überwindung mehr. Unser Gehirn erwartet dann quasi schon jeden Tag dieses Verhalten, es sehnt sich nach dem Ergebnis, das du ihm antrainiert hast.

Schritt für Schritt zum neuen Ritual

Formuliere deine Ziele und Aktivitäten so detailliert wie möglich. Also nicht: »Ich will mich mehr bewegen«, sondern: »Ich werde ab jetzt jeden Montag, Mittwoch und Donnerstag gleich nach der Arbeit bequeme Kleidung anziehen und einen 20-minütigen Spaziergang machen.« Schreibe die neue Gewohnheit auf einen Zettel und platziere ihn so, dass dein Blick immer wieder darauf fällt.

Plane die neue Gewohnheit realistisch ein. Es macht keinen Sinn, sich Dinge vorzunehmen, die man niemals umsetzen kann. Beginne lieber mit kleinen Schritten, die du kontinuierlich festigst.

Schaffe das passende Umfeld. Nimm dir einen Moment Zeit und frage dich: Was hat mich bisher davon abgehalten, nach der Arbeit spazieren zu gehen? Habe ich keine geeigneten Schuhe? Ist kein Park in der Nähe? Habe ich Angst davor, dass mir langweilig wird? Überlege dir dann, wie du diese »Hindernisse« beseitigst.

Schaffe Auslösereize. Suche dir einen ganz speziellen Auslöser für dein Vorhaben. Das kann z. B. der morgendliche Kaffee sein. Sobald du ihn ausgetrunken hast, ziehst du dir die Laufschuhe an und gehst 15 Minuten joggen. Oder du wählst eine Uhrzeit: Du kannst dir z. B. immer dienstags um 18 Uhr deine Jacke anziehen und 20 Minuten spazieren gehen. Du kannst für diesen Zeitpunkt ein Telefondate mit einer Freundin vereinbaren. Ihr habt 20 Minuten Zeit zum Telefonieren – im Gehen.

Du kannst auch Signale nutzen: Immer, wenn die Uhr zur vollen Stunde schlägt, stehst du einmal kurz auf und machst eine der Übungen von Seite 40f. Der Auslösereiz kann auch ein Telefonläuten sein, Sirenen auf der Straße oder ein schönes Armband, das dich bei seinem Anblick ans kurze Aufstehen erinnert … Es gibt die unterschiedlichsten wiederkehrenden Reize, die dir als Erinnerungen an dein neues aktives Leben dienen können.

Ich bin mir sicher, du findest selbst tolle Auslösereize, wenn du dich ein wenig umschaust. Das Wichtigste ist, dass du deine Aktivität jedes Mal machst, sobald der Auslöser auftritt. Vor allem an den ersten Tagen ist es unglaublich wichtig, das zu tun. Du kannst dich jetzt schon darauf freuen, dass du bald quasi automatisch gesunde Dinge tust. Du wirst sogar den Drang verspüren, deine Aktivität durchzuführen und ganz unruhig werden, wenn es mal nicht geht.

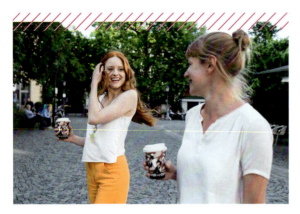

MIT SPASS AKTIV

In unserer Freizeit gibt es zahlreiche Aktivitäten, die wir statt im Sitzen in Bewegung ausführen können. Hier ein paar Beispiele:

Kaffeetrinken mit Freundinnen

Ich gehörte lange zu den Frauen, die stundenlang Kaffee trinkend im Café sitzen. Mittlerweile nehme ich mit Freundinnen den Kaffee gerne »to go«. Wir laufen mit Kaffeebechern bewaffnet los, schlendern durch die Straßen und haben unglaublich tolle Gespräche – in Bewegung. Man fühlt sich Menschen angeblich sogar vertrauter, wenn man an vielen verschiedenen Orten mit ihnen war. Aktive Treffen stärken also die Freundschaft!

Mit dem Partner aktiv

Oft schleicht sich in unsere Beziehung dieselbe Trägheit und Faulheit ein wie in unseren Körper. Gemeinsame Bewegung kann auch hier Abhilfe schaffen. Beim allabendlichen 20-minütigen Spaziergang kann man sich wieder näher kommen – man hat Zeit zu reden und entdeckt gemeinsam neue Dinge. Noch einprägsamere Erlebnisse kann man erfahren, wenn man sich körperlich aktiv fordert und z. B. gemeinsam einen Radausflug macht, Klettern geht, eine Kickbox-Probestunde absolviert …

Von Kindern lernen

Wir können bewegungstechnisch viel von Kindern lernen! Kinder suchen förmlich nach Bewegung und nutzen jede Chance, um sich und ihren Körper auszuprobieren. Sie schauen, wie weit sie ihren Arm nach hinten drehen können, wie weit sie springen können, ob die Beine lang genug sind, um über die kleine Mauer zu steigen. Wann hast du das letzte Mal probiert, ob du mit deinen Fingern deine Zehen berühren kannst? Oder wie weit du aus dem Stand springen kannst? Schau dir doch einfach mal ein paar Dinge von Kindern ab oder versuche dich an Bewegungen, die du als Kind gern gemacht hast!

Wenn du eigene Kinder hast: Noch besser! Versuche doch einmal ihnen nicht nur beim Spielen zuzuschauen, sondern mit ihnen herumzutollen! Wenn sie über eine Wiese laufen, renne hinterher, wenn sie Handstände probieren, mach mit …

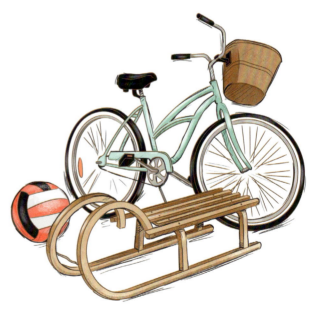

Aktivitäten fürs Wochenende

Plane für dein Wochenende immer an mindestens einem Tag aktive Erlebnisse ein, z.B.:

- Fahrradtour mit anschließendem Picknick
- Erlebnisbad besuchen
- Bergsteigen gehen
- Abenteuerspielplatz besuchen
- Im See schwimmen gehen
- Zu einem Hochseilgarten fahren
- Geocaching (eine moderne Art der Schatzsuche / Schnitzeljagd, die mithilfe des Internets und GPS-Koordinaten funktioniert)
- Beachvolleyball spielen
- Ausgedehnter Spaziergang mit den Eltern oder Großeltern
- Im Winter: eine Skitour gehen, Schlittenfahren, Schlittschuhlaufen, ein Iglu für die Kinder oder einen Schneemann bauen

Auto-Fitness

Am besten wäre es natürlich, das Auto so wenig wie möglich zu benutzen und öfter das Fahrrad zu nehmen oder zu Fuß zu gehen. Aber leider lässt sich das Autofahren nicht immer vermeiden. Da man dabei nicht nur viel zu lange sitzt, sondern auch seine Haltung so gut wie nie verändert, ist es besonders wichtig, den Körper immer wieder zu mobilisieren, um ihn vor dem Stand-by-Modus zu bewahren. Deshalb bin ich dafür, so oft wie möglich zu pausieren und das folgende 5-minütige Programm durchzuführen, um den Puls zu beschleunigen und den Kreislauf zu aktivieren:

- Auf Autositz setzen, Füße nach draußen, 20-mal Fersen und Zehen abwechselnd heben und wieder auf den Boden drücken – 30 Sekunden.
- Neben das Auto stellen, am Dach festhalten. Auf einem Bein stehen, das andere Bein nach vorn anheben und den Fuß 10-mal nach links und 10-mal nach rechts kreisen, mit dem anderen Bein wiederholen – 30 Sekunden.

- Auf ein Bein stellen, das andere 10-mal vor- und zurückpendeln, Seiten wechseln – 30 Sekunden.
- Auf einem Bein stehen, die Ferse des anderen Beins Richtung Po ziehen, 15 Sekunden halten – 30 Sekunden.
- Hin- und hergehen und dabei die Arme kreisen und tief einatmen – 90 Sekunden.
- 10 »Liegestütze« gegen das Auto machen – 30 Sekunden.
- Mit beiden Händen auf dem Kühler abstützen, abwechselnd Katzenbuckel und Hohlkreuz machen, 10-mal wiederholen – 30 Sekunden.
- Nach vorn beugen, mit der rechten Hand den linken Fuß berühren, wechseln und mit der linken Hand den rechten Fuß berühren, abwechselnd schwungvoll hin- und herschwingen und jeden Fuß 20-mal berühren – 30 Sekunden.

Sich während der Fahrt zu bewegen ist leider so gut wie unmöglich, aber kleine Übungen wie den Po anspannen, das Becken hin und her kippen oder das Lenkrad »zusammendrücken« kann man auch im Auto umsetzen.

MENTALE GRUNDREGELN

Nicht immer ist es leicht, all diese Ideen umzusetzen und dann auch wirklich dranzubleiben. Die folgenden Grundregeln helfen dabei:

1. Regel: Jede Bewegung zählt, sei sie auch noch so klein.

Sage dir nie: »Ach, diese 20 Schritte bringen doch jetzt eh nichts« oder »Wenn ich nur drei Kniebeugen mache, kann ich sie mir gleich schenken«. Stell dir das wie kleine Sandkörner vor. Einzeln bemerkst du sie kaum. Aber wenn du ganz viele ansammelst, hast du irgendwann einen wunderschönen Sandstrand zusammen. Also: Beleidige nie eine Bewegung oder rede sie klein. Sammle große, kleine und winzige Bewegungen, den ganzen Tag lang!

2. Regel: Wehre dich gegen deine Trägheit!

Aus der Physik kennen wir das Newtonsche Trägheitsgesetz: »Ein Körper verharrt im Zustand der Ruhe …, sofern er nicht durch einwirkende Kräfte zur Änderung seines Zustandes gezwungen wird.« Ähnlich verhält es sich auch mit uns Menschen. Wir haben uns kollektiv eine gewisse Trägheit angewöhnt. Sitzen wir erst mal bequem auf einem Stuhl, bleiben wir da in aller Ruhe sitzen, spüren, wie uns die Schwerkraft auf den Stuhl zieht, und »pflanzen« uns darauf fest. Erst wenn uns eine Kraft von außen zwingt, diesen Zustand zu ändern (wir müssen auf die Toilette, der Hund will Gassi gehen, das Telefon klingelt), stehen wir gemächlich wieder auf.

> »Faulheit ist die Angewohnheit,
> sich auszuruhen,
> bevor man müde wird.«
> Jules Renard

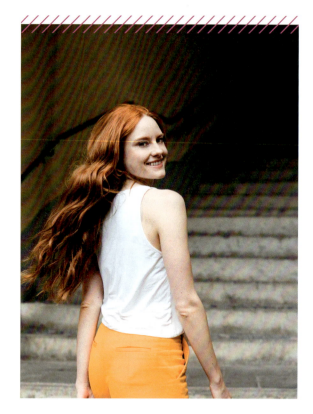

Davor müssen wir auf der Hut sein. Trägheit bedeutet, unflexibel zu sein, langsam, energielos und demotiviert. Kurz: Trägheit ist unsexy. Kommen wir aus dieser Trägheit heraus und setzen wir unseren ganzen Energievorrat frei, wird unser Leben auf einmal wieder viel aktiver. Wir müssen uns immer wieder bewusst machen, dass wir selbst die Kraft sein müssen, die unseren Zustand ändert. Wir dürfen uns auf keine »Macht« verlassen, die uns schon irgendwann helfen wird, aktiv zu sein, und uns bewegen wird. Du selbst bist diese Macht und das ist toll! Und das kann dir auch niemand wegnehmen.

3. Regel: Erkenne soziale Fallen – und vermeide sie.

Dies ist DEIN Projekt und DEIN Körper. Der Idealfall ist natürlich, dass wir einen Partner, Freunde und Familie um uns herum haben, die uns unterstützen und ermutigen, am Ball zu bleiben, oder die mitmachen und selbst aktiver werden. Aber es kann auch sein, dass uns unser Umfeld alles andere als ermutigt, unsere Essgewohnheiten zu ändern oder uns mehr zu bewegen. Sei es die Mami, die Angst hat, dass wir zu wenig essen, oder die Freundin, die es selbst nicht schafft abzunehmen und deswegen auch dich unbewusst sabotiert, oder der Freund, der für jede kleine Strecke das Auto nimmt und abends auf dem Sofa lümmelt: All das sind kleine Fallen, die uns anderen zuliebe dazu bringen können, unsere Vorsätze aufzugeben.

Andere von deinem Vorhaben zu überzeugen, gesünder zu leben, wird am Anfang schwierig sein. Wenn du darauf aber von vornherein eingestellt bist und weißt, dass du dich selbst dazu motivieren musst, dich zu verändern, kannst du dieser Falle gut aus dem Weg gehen.

4. Regel: Nutze dein Unterbewusstsein und beginne mit dem Ergebnis.

Hier geht es um die ebenso beliebte wie verzwickte Frage: Was war zuerst da, das Huhn oder das Ei? Ich konnte schon oft feststellen, dass ich meinen Körper anders behandelte, wenn ich mein Wunschgewicht wieder erreicht hatte. Ich saß aufrechter, bewegte mich selbstbewusster, flirtete lieber – und gönnte meinem Körper plötzlich viel mehr: Ich benutzte Bodylotion nach dem Duschen, um die Haut mit Feuchtigkeit zu versorgen, achtete darauf, genügend Schlaf zu bekommen, und wendete öfter mal ein Gesichtspeeling an. Dem vorherigen Körper hatte ich diese Dinge irgendwie nicht »gegönnt«.

Aber man kann dieses System auch umdrehen! Versuch doch mal, deinen Körper zu verwöhnen, wo es nur geht. Tu alles, was du für deinen Lieblingsgewichtkörper tun würdest, und gehe, sitze und bewege dich so, wie du es tun würdest, wenn du dich richtig sexy fühlst. Lebe in Gedanken schon in deinem Traumkörper. Das wird dazu führen, dass du immer stärker den Drang verspürst, diesen Traumkörper zu bekommen. Du wirst ohne Qual und Nörgeln ganz freiwillig mehr Bewegung suchen und zu gesünderen Lebensmitteln greifen.

```
        Wir sind es wert,
    gut behandelt zu werden.
   Und unser Körper ist es auch.
```

Dein Unterbewusstsein wird dir helfen, deinen Traumkörper zu bekommen, wenn du ihn vorher schon spürst und verwöhnst. Das besagt ja auch das »Gesetz« der sich selbst erfüllenden Prophezeiungen. Unser Unterbewusstsein kann Unglaubliches bewirken, wenn wir es richtig, also in die positive Richtung, lenken! Deswegen sollten wir immer versuchen, es so zu programmieren, dass wir uns wohlfühlen.

Glückstipp

Dankbarkeit

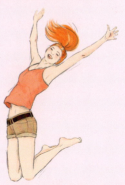

Wir alle kennen das Gesetz der sich selbst erfüllenden Prophezeiung. Die einfachste Art, schöne Dinge in unser Leben zu ziehen, ist, bewusst »danke« zu sagen.

Probiere es einmal aus! Besser noch: Mach es dir zur täglichen Gewohnheit. Überlege dir jeden Tag mindestens zehn Dinge, für die du zutiefst dankbar bist. Formuliere diese Dinge, laut oder auch nur in Gedanken, z. B.:

▶ **»Danke, dass die Sonne so schön scheint.«**
▶ **»Danke, dass ich heute Zeit hatte, mit meiner Freundin zu sprechen.«**

Schau nur genau hin und du wirst feststellen, dass du in jedem Augenblick deines Lebens etwas findest, wofür du dankbar sein kannst. Und dann wirst du einen verblüffenden Mechanismus bemerken: Je dankbarer und glücklicher du bist, desto mehr wunderbare Dinge werden in dein Leben treten, für die du wiederum Dankbarkeit verspüren kannst.

14-Tage-Plan
für mehr Bewegung im Alltag

To do: **Glücklich-Gehen:**

Platz für deine Notizen!

TAG 1

Triff heute deine Verabredungen für die kommende Woche.
Aber diesmal sind Treffen im Sitzen verboten. Werde kreativ und überlege, mit wem du was unternehmen könntest – sei es zum Gassigehen mit einem Freund, der einen Hund hat, oder ein Spaziergang mit Kollegen in der Mittagspause oder der Besuch eines Fitnesskurses mit der besten Freundin.

2-mal 15 Minuten gehen

TAG 2

Lege dir einen Schrittzähler zu.
Um zu prüfen, ob du dein Ziel, 10 000 Schritte pro Tag zu gehen, erreicht hast, musst du diese zählen können. Dafür gibt es unterschiedliche technische Helferlein – vom einfachen Gerät, das nur deine Schritte zählt, bis zu Activity Trackern, die auch deine Sitz-Stunden zählen, deine Schlafqualität prüfen oder dich auf zu lange Inaktivität aufmerksam machen.

2-mal 15 Minuten gehen

TAG 3

Finde deine Lieblingsbewegung.
Jede von uns hat eine Vorliebe für bestimmte Bewegungen. Wie bewegst du dich am liebsten? Schnell und zackig oder langsam und gleichmäßig? Bewegst du die Arme lieber als die Beine? Gehst oder springst du gern? Plane deine Lieblingsbewegung für die restliche Woche an mindestens vier Tagen ein.

2-mal 20 Minuten gehen

Trinke ab heute jeden Tag drei Liter.

Stelle dir die drei Liter (Wasser oder Tee) schon
am Abend vorher bereit, damit du am Morgen
dein Ziel gleich vor Augen hast. Bei mir warten
morgens zwei Tassen mit Teebeuteln, die ich gleich
nach dem Aufstehen mit heißem Wasser fülle.
Wenn der Tee erst mal gemacht ist, trinkt man ihn
in 95 Prozent der Fälle auch. Die Flüssigkeit tut nicht
nur deiner Gesundheit gut, sondern du sorgst ganz
automatisch für Bewegung, weil du den ganzen
Tag zur Toilette rennst. Und schwups, hast du wieder ein paar Schritte mehr gemacht.

2-mal
15 Minuten,
1-mal
20 Minuten
gehen

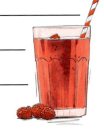

TAG 5

Mit wem bewegst du dich gerne?

Bewegung macht mehr Spaß, wenn jemand anderes
dabei ist. Mach dir eine Liste, mit wem du was
gerne machst, z. B. Bergwandern mit Papa oder
eine Fahrradtour mit der besten Freundin. Schreibe
sechs Dinge auf und verabrede mit diesen Menschen,
in den nächsten drei Wochen dieser Aktivität
wieder einmal nachzukommen.

2-mal
15 Minuten,
1-mal
20 Minuten
gehen

TAG 6

Besorge dir bequeme Schuhe.

Du wirst ab jetzt viel mehr gehen. Da ist es wichtig,
dass du deinen Füßen keinen Schaden zufügst und
es bequem hast. Meine Einstellung zu Schuhen hat
sich grundlegend geändert, als ich das Werbegesicht
einer großen Schuhmarke wurde. Durch meinen
Job hatte ich mir angewöhnt, auch privat hauptsächlich hohe Schuhe zu tragen. Erstens fand ich flache
Schuhe nicht mehr schön und zweitens konnte
ich diesen dämlichen Satz »Also ich dachte ja, Sie
wären größer« einfach nicht mehr hören. Das hatte
aber zur Folge, dass ich ständig Schmerzen hatte
und sehr langsam durchs Leben stöckelte. Mit einer
großen Kiste ultrabequemer Schuhen kam auch ein
ganz neues Lebensgefühl bei mir an. Ich fühlte mich
leichter, voller Energie und irgendwie fröhlicher.

1-mal
15 Minuten,
2-mal
20 Minuten
gehen

Finde drei Geräte, auf die du verzichten könntest.

Eine ganz spezielle Herausforderung! Ein einfaches Beispiel wäre hier natürlich der Aufzug. Aber es gibt so vieles, das uns Bewegung raubt, z. B. die Fernbedienung für den Fernseher. Wenn du die drei Geräte gefunden hast, versuche den Rest der Woche darauf zu verzichten.

1-mal 15 Minuten, 2-mal 20 Minuten gehen

_____
_____
_____
_____

Sei die Erste, die etwas tut.

Es gibt oft Situationen, in denen man als Erste aufspringen und sich so im Alltag etwas Bewegung verschaffen kann, z. B. wenn das Telefon klingelt. Während der Rest der Familie gemütlich auf dem Sofa sitzen bleibt, bist ab jetzt du diejenige, die das Gespräch annimmt. Solche kleinen Momente schenkt dir der Alltag ganz oft.

3-mal 20 Minuten gehen

_____
_____
_____
_____
_____

Entdecke neue Straßen.

Selbst in der Heimatstadt bewegt man sich immer auf denselben Pfaden. Probiere doch heute mal, bei deinen Geh-Minuten einen Weg zu finden, der dich an Häusern und Gärten vorbeiführt, die du noch nicht kennst. Vielleicht entdeckst du so dein neues Lieblingsrestaurant, von dem du noch gar nicht wusstest, dass es existiert!

3-mal 20 Minuten gehen

_____
_____
_____
_____
_____

Beobachte heute einmal deine Mitmenschen.

Es ist erstaunlich, wie deutlich man oft Ursache und Wirkung erkennt. Schau dir z. B. in der U-Bahn mal an, wer die Treppen benutzt. Menschen, die mit 60 noch aussehen wie 40, nehmen die Treppe. Wer zu viele Kilos mit sich herumträgt oder träge wirkt, steht auf der Rolltreppe. Öffne deine Augen für solche Verhaltensmuster und lerne daraus.

2-mal 20 Minuten, 1-mal 30 Minuten gehen

_____
_____
_____
_____
_____

TAG 11

Gehe und stehe.
Mach eine Aktivität, die du normalerweise im Sitzen machst, heute im Stehen oder Gehen. Inspirationen dazu findest du auf Seite 28 f.

| 2-mal |
| 20 Minuten, |
| 1-mal |
| 30 Minuten |
| gehen |

_____

_____

_____

_____

TAG 12

Bringe dein Fahrrad in Schwung.
Viele Dinge und Strecken kann man zu Fuß erledigen. Über deinen Geh-Punkt haben wir uns ja schon unterhalten. Aber für alle Wege, die zum Laufen gerade zu weit sind, nimmst du besser das Fahrrad als die U-Bahn oder das Auto. Hole gleich dein Fahrrad aus dem Keller und mach es fit für dein neues, bewegtes Leben.

| 1-mal |
| 20 Minuten, |
| 2-mal |
| 30 Minuten |
| gehen |

_____

_____

_____

_____

TAG 13

Mach einen fernseh- und couchfreien Abend.
Heute ist das Sofa tabu. Überlege dir ein Alternativprogramm zum Fernsehen. Vielleicht möchtest du mit Freunden kochen, mit deinem Freund einen Abendspaziergang machen oder, längst überfällig, den Kleiderschrank ausmisten. Deiner Kreativität sind keine Grenzen gesetzt. Einzige Bedingung: Du darfst nicht sitzen und nicht fernsehen.

| 1-mal |
| 20 Minuten, |
| 2-mal |
| 30 Minuten |
| gehen |

_____

_____

_____

_____

TAG 14

Mach dir deinen eigenen Plan für die kommenden Wochen!
Für die ersten beiden Wochen konnte ich dir nun hoffentlich viele Tipps und Anregungen geben, um dein Leben aktiver zu gestalten. Jetzt weißt du, wie sich aktives, bewegtes Leben anfühlt. Das ist toll! Ab jetzt schaffst du das allein. Und am besten klappt das, wenn du dir einen Plan machst und dir ganz konkrete Dinge aufschreibst, die du in deinen Alltag integrieren möchtest.

| 3-mal |
| 30 Minuten |
| gehen |

_____

_____

_____

_____

_____

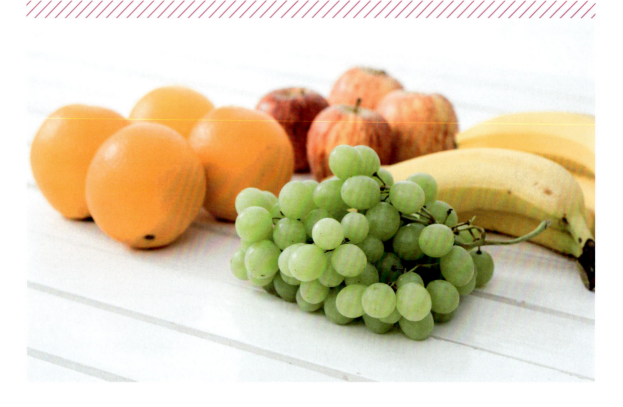

Die richtige Ernährung

In diesem Buch geht es darum, wie man durch Bewegung zu einem Traumkörper kommt. Dieses Vorhaben gelingt sehr viel leichter und schneller, wenn du auch deine Ernährung umstellst. Aber keine Angst, ich will dir erst mal nichts wegnehmen! Wir bleiben beim System: Erst hinzufügen, das »Wegnehmen« geschieht dann praktisch von allein.

Bei der Nahrung liegt der Fokus heutzutage statt auf dem »Was« oft auf dem »Wie viel«. Viele Menschen denken, es käme nur auf die Kalorienzahl an und es sei egal, was sie zu sich nehmen. Doch wenn man bedenkt, dass sich der Körper in sieben

Jahren bis auf die letzte Zelle vollständig erneuert, dann zählt doch, was man isst. Sprichwörtlich bist du, was du in diesen sieben Jahren gegessen hast! Aber Kalorie ist nicht gleich Kalorie.

Lebensmittel mit gleicher Kalorienanzahl können
▸ uns völlig unterschiedlich satt machen,
▸ unterschiedliche Mengen an Vitaminen und Nährstoffen haben,
▸ aber auch unterschiedliche Mengen an Schadstoffen,
▸ Heißhunger verstärken oder aber verhindern,
▸ lang oder nur kurz sättigen,
▸ schwer oder leicht verdaulich sein,
▸ unseren Stoffwechsel anregen oder hemmen.

Ich habe mich intensiver mit dem Thema Eiweiße und ihren Bausteinen, den Aminosäuren, beschäftigt. Es ist faszinierend, wie der Körper diese Stoffe kombinieren oder aus anderen herstellen kann, und vor allem auch, wofür wir sie brauchen. Aminosäuren reparieren z. B. kaputte Zellen im Körper (Anti-Aging), halten das Gewebe straff (keine fiesen Dellen) und kümmern sich um ganz viele andere kleinere und größere Baustellen im Körper.

Seitdem ich das weiß, esse ich unglaublich gern Quinoa, ein neues Superfood, das als eines der ganz wenigen Lebensmittel alle essenziellen Aminosäuren enthält. Jedes Mal stelle ich mir dabei vor, wie ich meinem Körper neue kleine Bausteine zuführe, mit denen er mich von innen aufbaut und »wieder schön macht«.

Unsere Ernährung entscheidet nicht nur, was die Waage morgens anzeigt, sondern sie beeinflusst unsere Stimmung, unser Energieniveau, unsere Denk- und Gedächtnisleistung, unsere Schlafgewohnheiten und unsere sexuelle Lust. Unsere Ernährung hat auch Einfluss auf unser Aussehen. Nährstoffe können mehr bewirken als Beauty-Produkte. Komisch eigentlich, dass wir uns ständig Cremes gegen Falten und Cellulite auf die Haut schmieren und nur selten auf die Idee kommen, den Körper von innen heraus zu reparieren.

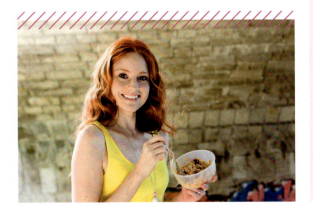

Beauty-Tipps

DIY-Schönheits-produkte

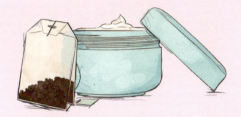

Viele Beauty-Produkte kann man ganz einfach selbst herstellen:

▶ *Honig für weiche Lippen*
Honig enthält Vitamine, Mineral- und Eiweißstoffe und Feuchtigkeit, die in die oberen Schichten der Haut eindringen und sie regenerieren. Honig beschleunigt zudem die Heilung kleiner Risse. Einfach auf die Lippen auftragen und nach 10 Minuten abschlecken.

▶ *Schwarzteebeutel gegen dicke Augen*
Die Gerbsäure (Tannin) im schwarzen Tee wirkt abschwellend und hautberuhigend. Zwei Teebeutel kurz in lauwarmes Wasser hängen, ausdrücken und etwa 10 Minuten auf die Augen legen.

▶ *Zucker und Olivenöl als Handcreme*
3 Esslöffel Zucker mit Olivenöl zu einer Paste anrühren, die sich gut auf die Hände auftragen lässt. Einmassieren und anschließend mit klarem Wasser abwaschen.

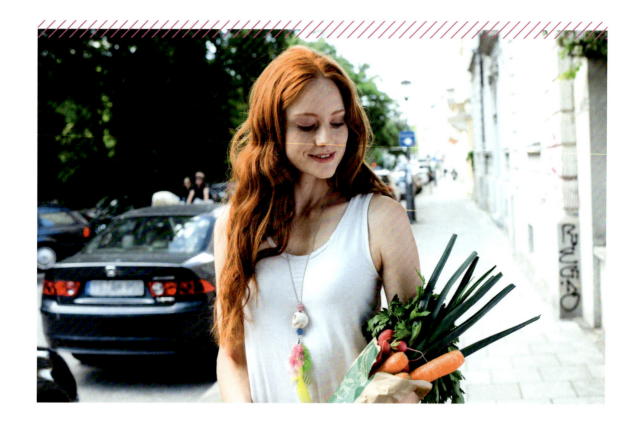

GRUNDSTEIN BEWEGUNG

Idealerweise sollte unser Rhythmus des Essens und Verbrennens so ablaufen: Wir bewegen uns und verbrauchen Kalorien. Daraus ergibt sich unser Hunger und wir füllen die geleerten Depots mit genau den Stoffen auf, die unser Körper braucht. Aber in unserer verkehrten Welt futtern wir erst mal viel zu viel, um dann panisch die überschüssigen Kalorien wieder abzutrainieren. So kommt man aber nicht zu einem gesunden Körper, in dem man sich sexy fühlt.

Für mich ist die wichtigste Grundidee beim Thema Essen, die man in vielen wissenschaftlichen Artikeln findet: Physical activity pulls appetite – Aktivität »zieht« den Appetit nach sich. Das Glücksgewicht ist genau aus diesem Grund komplett auf Bewegung ausgerichtet. Ich spüre selbst immer wieder, wie gut das funktioniert. Du kennst das sicherlich auch.

Nach dem Sport, einer Fahrradtour oder einem Tag am Strand hat man kein Verlangen nach ungesundem Essen, anders als nach einem Nachmittag auf der Couch. Dieses System funktioniert auch mit Alltagsbewegung. Je mehr wir uns bewegen, desto besser nehmen wir die Bedürfnisse unseres Körper wahr und verlangen nach dem richtigen – gesunden – Essen.

Der Körper entscheidet mit, was wir essen wollen

Der Körper allein, ohne unseren von der Umwelt beeinflussten Verstand und unsere Emotionen, würde niemals zu viele Kalorien verlangen oder Giftstoffe wie Alkohol oder künstlich erzeugten Zucker wollen. Warum auch? Der Körper ist einer Maschine nicht so unähnlich. Ein Computer will z. B. auch mit genau der richtigen Menge Strom und Spannung versorgt werden und nicht mit Benzin oder Wasser oder Gummibärchen. Wir hingegen brauchen Nährstoffe, Vitamine und Wasser. Alles andere bringt uns mehr durcheinander, als es hilft.

Wir müssen auch bedenken, dass unser Körper keinerlei Schutzmechanismus gegen zu viel Essen hat. Noch nie zuvor war die Menschheit in der Situation, dass sie zu viel essen konnte, ohne sich bewegen zu müssen. Unser Körper hat sich über Jahrmillionen entwickelt. Da kann sich nicht in dreißig Jahren ein Schutz gegen Überfuttern entwickeln, das müssen wir schon selbst in die Hand nehmen.

Leider missbrauchen wir unser Essen viel zu oft für den falschen Zweck. Es ist nicht dazu da, um uns von Stress abzulenken, über Liebeskummer hinwegzutrösten oder einen Nachmittag mit der besten Freundin zu versüßen. Es dient einfach der Energieaufnahme.

LEBENSMITTEL HINZUFÜGEN

Hungern ist Quatsch. Ich hasse es zu hungern und bin der Meinung, dass es die Ausstrahlung und die gute Laune verdirbt, noch bevor irgendwelche Kilos purzeln. Das für mich beste Beispiel sind die superdürren Models bei den großen Fashion Shows in Paris. Diese Mädchen hungern fast den ganzen Tag, sieben Tage die Woche. Selten habe ich gesehen, dass eines dieser Mädchen viel Energie hatte, geschweige denn gut gelaunt war oder seinen Körper mochte. Jedes Mal, wenn sie Essen vor sich stehen hatten, sah man ihnen an, dass in ihnen ein Kampf zwischen dem Verlangen nach Nährstoffen und dem Wissen, dass jedes Gramm mehr auf den Rippen noch weniger Jobs zur Folge hätte, tobte.

Unser Körper soll sich satt fühlen

Wir beginnen unsere Ernährungsumstellung lieber damit, etwas zu unserem Speiseplan hinzuzufügen. Im Laufe der Zeit wirst du dann andere Dinge ganz freiwillig weglassen. Dabei halten wir uns an ein tolles Konzept aus den USA: »Volumetrics«. Es

benutzt ein Maß, das hilft, nicht unnötig viele Kalorien aufzunehmen, aber trotzdem satt zu werden: die Energiedichte.

Wie wir wissen, haben 100 Gramm von unterschiedlichen Lebensmitteln nicht dieselbe Anzahl an Kalorien. Einige sind dichter mit Energie bepackt als andere. Was passiert, wenn wir Lebensmittel mit unterschiedlicher Kaloriendichte essen? Unser Magen erkennt erst mal nicht, wie viele Kalorien wir gegessen haben, sondern nur, wie groß das Volumen der Nahrung ist, die wir aufgenommen haben.

Nervenrezeptoren nehmen während des Essens wahr, wie weit die Magenwand gedehnt wird, und geben diese Information an das Gehirn weiter. Bei einem bestimmten Druck auf die Magenwand bekommen wir ein Sättigungsgefühl, das nachlässt, wenn sich der Magen langsam entleert und wieder zusammenzieht. Je größer das Volumen einer Mahlzeit ist, desto länger fühlen wir uns also gesättigt. Nahrungsmittel, die wie Gemüse, Obst oder Suppen viel Wasser enthalten und dadurch eine geringe Energiedichte haben, eignen sich sehr gut, um ein Sättigungsgefühl zu erzeugen.

Schön kann man die Sättigung durch gebundenes Wasser auch an dem beliebten Beispiel der Weintrauben sehen. 15 Weintrauben wiegen etwa 100 Gramm bei 70 Kilokalorien, 15 Rosinen (getrocknete Weintrauben) wiegen nur 20 Gramm,

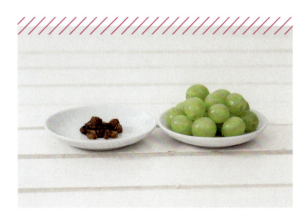

Bitte kräftig zugreifen!

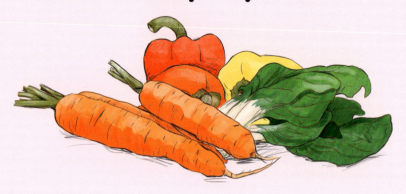

Bei den folgenden Lebensmitteln kannst du aufgrund ihrer Energiedichte gerne, viel und ohne Bedenken oder schlechtes Gewissen zugreifen:

- *Gemüse:* Aubergine, Erbsen, Bohnen, Gurken, Karotten, Brokkoli, Paprika, Radieschen, Rote Bete, Salat, Spinat, Tomaten, Zucchini, Zwiebeln
- *Obst:* Ananas, Apfel, Banane, Birne, Honigmelone, Beeren, Kirschen, Kiwi, Mango, Orange, Papaya, Pfirsich, Trauben, Wassermelone, Zitrone, Zwetschgen
- *Beilagen:* Kartoffelklöße, Kartoffeln, Reis
- *Brotaufstrich:* Diätkonfitüre, Schnittlauchaufstrich
- *Desserts und Salziges:* Milchreis, Obstsalat, Rote Grütze, Fruchteis, Sorbet
- *Fleisch, Wurst, Fisch:* geräucherte Forellenfilets, Hähnchenbrust ohne Haut, frischer Lachs, Putenschnitzel, gekochter Schinken, Schweinefilet, Thunfisch

- *Milch-, Sojaprodukte:* Joghurt, Milch, Sojajoghurt, Tofu
- *Käse:* Frischkäse light, körniger Frischkäse, Harzer Käse

Aber Achtung!

- *Obst:* Avocado und Datteln besser meiden
- *Beilagen:* Frittiertes besser meiden
- *Brot:* Mehrkornbrötchen und Vollkornbrot in Maßen, Baguette, Brezeln, Croissant, Knäckebrot, Fladenbrot, Weißbrot und Weizentoast besser meiden
- *Brotaufstrich:* Erdnusscreme, Honig und Nuss-Nougat-Creme besser meiden
- *Fette, Ei, Mayonnaise:* Eier in Maßen, ansonsten besser meiden
- *Milch-, Sojaprodukte:* Crème fraîche, Mascarpone und Sahne besser meiden
- *Käse:* Käse mit normaler bis hoher Fettstufe besser meiden
- *Nüsse:* in Maßen

haben aber ungefähr auch 70 Kilokalorien. Ihr Volumen ist deutlich kleiner. Die wasserhaltigen Weintrauben sättigen uns viel besser als dieselbe Anzahl Rosinen.

Aber auch von Obstsorte zu Obstsorte gibt es große Unterschiede. Zum Beispiel haben Papaya nur 0,1 Kilokalorien pro Gramm, Trauben aber 0,7. Man kann also das siebenfache Volumen an Papaya im Vergleich zu Trauben essen und hat dieselbe Kalorienmenge aufgenommen.

Lieblingsgerichte abwandeln

Um überflüssige Kalorien einzusparen, fügen wir im ersten Schritt empfohlene Lebensmittel aus dem Kasten von Seite 58 zu unseren bekannten Gerichten hinzu. Wir besorgen quasi Füllmaterial für den Magen. Unter dem Schlagwort »Volumetrics« findest du übrigens im Internet ganz viele Rezeptideen und Tricks, wie du dein Essen kalorienärmer und voluminöser machst.

Aber auch deine Lieblingsgerichte kannst du ganz einfach »strecken«. Koche z. B. beim nächsten Mal nur halb so viel Pasta wie sonst. In einem zweiten Topf dünstest du dein Lieblingsgemüse und gibst es am Ende an die Pasta. Schon isst du nur noch halb so viele Kohlenhydrate, dafür aber viele Vitamine und Nährstoffe, die dich strahlen lassen. Du isst weniger Kalorien, ohne auf deine Pasta verzichten zu müssen.

Diesen Trick kann man bei vielen Dingen anwenden. Hier ist nun wieder deine Kreativität gefragt. Bevor du nächstes Mal kochst, schaust du dir die Liste von Seite 58 an und überlegst, welche der empfohlenen Lebensmittel du in das Gericht »hineinschummeln« könntest. Dann nimm von deiner ursprünglichen Portion die Hälfte oder 75 Prozent und mische die neue Zutat unter. Du wirst genauso gut, wenn nicht sogar besser satt, hast aber weniger Kalorien zu dir genommen.

Lieblingstrick: Tomatensuppe

In einem Experiment fand man heraus, dass Personen, die als Vorspeise einen Teller Tomatensuppe (natürlich ohne Sahne oder Creme fraîche) gegessen hatten, weniger vom Hauptgericht aßen und am Ende weniger Kalorien zu sich genommen hatten. Sie hatten also MEHR gegessen und am Ende WENIGER Kalorien aufgenommen. Genial!

TRINKEN

Du musst mehr trinken! Nein, keinen Alkohol. Und auch keine Softdrinks. Klares, erfrischendes und belebendes Wasser! Steh auf und hole dir jetzt ein großes Glas. Denn auch wenn du gerade nicht durstig bist, solltest du trinken. Oft verwechseln wir Durst mit Hunger und stopfen Snacks in uns hinein. Dabei bräuchte der Körper eigentlich nur ein großes Glas Wasser. Gewöhne dir an, jeden Tag zwei bis drei Liter zu trinken, und beginne damit gleich frühmorgens.

Ich habe zwei supersüße Lieblingstassen, in die jeweils ein halber Liter hineinpasst. In beide hänge ich am Abend einen Teebeutel, fülle den Wasserkocher und schalte ihn am Morgen auf dem Weg ins Bad ein. So habe ich bis zum Frühstück oft schon den ersten Liter Flüssigkeit zu mir genommen.

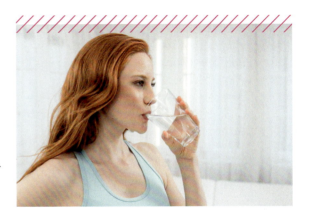

Wasser ist außerdem ein richtiges Beauty-Mittel. Es macht nicht nur wach und leistungsfähig, sondern erhöht auch die Vitalität und Spannkraft der Haut. Angeblich lässt sich mit viel Trinken sogar die eine oder andere Falte vermeiden.

Aber Vorsicht: Saft, Schorlen, Energydrinks, Cappuccino, Milch und Softdrinks gelten nicht und können noch dazu wahre Figur-Killer sein. Solche Drinks enthalten neben Zucker nämlich unglaublich viele Kalorien. Und das Schlimme: Flüssig aufgenommene Kalorien machen nicht satt!

Ein kleines Rechenbeispiel: Ein Glas Latte Macchiato hat etwa 130 Kilokalorien. Mit jedem Löffel Zucker kommen noch mal etwa 20 Kilokalorien hinzu. Wenn wir nur jeden dritten Tag einen Latte Macchiato trinken, sind das im Jahr 18 250 Kilokalorien. Gleichen wir das nicht mit Bewegung aus, nehmen wir (in der Theorie) 2,6 Kilo zu. Trinken wir jeden Tag einen, sind wir bei 7,8 Kilo. Im Gegensatz zu null Kilo für schwarzen Kaffee.

Ich weiß, dass Tee und Kaffee ohne Zucker anfangs nicht so gut schmecken. Aber das ist alles pure Gewohnheit! Dein Wasser kannst du mit Beeren, Zitronenscheiben oder Minzblättern etwas pimpen. Das sieht frischer aus und schmeckt besser. Der Verzicht auf Zuckerwasser bringt uns auch gleich zum nächsten Kapitel.

AUF FERTIGNAHRUNG VERZICHTEN

Unsere heutige Generation hat sich an industriell gefertigtes Essen gewöhnt und oft haben wir eigentlich keine Ahnung, was wir tatsächlich zu uns nehmen. Oder kennst du etwa Karnaubawachs oder Cochenille, um nur zwei skurrile Inhaltsstoffe von Gummibärchen zu nennen?

Auf unseren Speiseplan gehören Lebensmittel, die diesen Namen auch verdient haben. Leider ist unser Essen heute davon meilenweit entfernt. Kleines Beispiel: Wenn wir einen Apfel essen, ist das ein Lebensmittel, in dem die Natur im Laufe der Evolution eine perfekte Mischung an Vitaminen, Nährstoffen und Beauty-Mittelchen zusammengefügt hat. Wir nehmen die Energie der Sonne auf, die den Baum hat wachsen lassen, das Wasser, das die Wurzeln aus dem Boden gezogen haben, um den Apfel reifen zu lassen, und die Wärme, die die Blüte in eine Frucht verwandelt hat. Die Frucht ist langsam gereift und enthält wiederum Samen, die den Kreislauf des Lebens weiterführen.

Denken wir im Gegensatz dazu an Gummibärchen. Vereinfacht und etwas überspitzt sieht deren Herstellung so aus: Bindegewebe von toten Tieren wird von deren Haut und Knochen gelöst, industriell mit Säuren und Basen behandelt, in einem Vakuumtrockner eingedickt und auf einem Förderband getrocknet. Diese Gelatine wird mit Zucker, Wasser, Glukosesirup, Fruchtsäuren sowie Farb- und Aromastoffen vermischt. Jede einzelne dieser Zutaten wurde dazu in Fabriken hergestellt, in Reagenzgläsern vermischt oder in sterilisierten Metallbottichen verrührt. Das alles wird dann in Formen gegossen und danach mit Öl überzogen, damit es schön glänzt. Schließlich wird das Ergebnis in Plastikverpackungen gefüllt, die erst in 500 bis 1000 Jahren verrottet sein werden.

Finden wir zwischen industriellen Maschinen, Förderbändern und Bottichen wirklich Leben? Dinge, die uns schöner machen, unsere Haut strahlen lassen und uns Lebensenergie geben? Wohl eher nicht. Wollen wir uns richtig und gesund ernähren, müssen wir unserem Körper Leben geben und nicht etwas Totes oder Künstliches.

> Nur weil wir etwas kauen
> und verdauen können,
> heißt das nicht, dass uns diese
> Dinge auch guttun!

Wenn ich dich hier motivieren will, auf einige Bestandteile öfter mal zu verzichten, dann nur, weil sie deinem Körper nicht guttun. Und zu allem

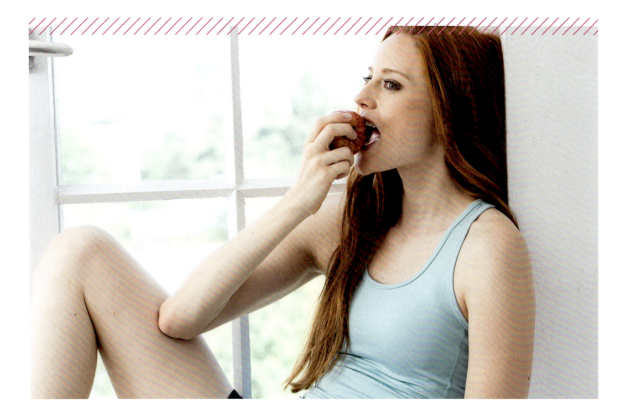

Überfluss lassen sie dich schneller altern, begünstigen Cellulite, fördern Krankheiten und deine Haut und Haare werden kraft- und glanzlos.

Du sollst auch weiterhin deine Lieblingslebensmittel essen dürfen, auch wenn sie ungesund sind. Aber iss sie dann ganz bewusst und in Momenten, in denen du dir den »Genuss« einfach mal »gönnen« möchtest. Als Ausnahme. Ganz konkret solltest du darüber nachdenken, die folgenden zwei Lebensmittel stark zu reduzieren:

Zucker

Bis zu 18 Prozent unserer täglichen Kalorien stammen aus Zucker. Er ist mittlerweile fast in allen Lebensmitteln enthalten, von Ketchup bis zu eingelegtem Gemüse. Lies dir mal die Etiketten der Lebensmittel durch, die du zu Hause hast! Meiner Ansicht nach zu Recht wird Zucker heutzutage oft als Volksdroge bezeichnet. Wir konsumieren

viel zu viel davon. Dabei macht er dick, fördert Depressionen und macht uns launisch und müde. Nach ein paar Wochen Zuckerverzicht wirst du nicht mehr verstehen, warum du zuvor alles damit überhäuft hast. Du wirst den »reinen« Geschmack der Lebensmittel neu entdecken und deine Geschmacksnerven dafür sensibilisieren.

Weißmehl

Kohlenhydratlose Diäten sind Quatsch. Es spricht nichts dagegen, ein wenig Pasta zu essen und auch das Frühstücksbrötchen soll nicht verbannt werden. Aber wir müssen ein bisschen genauer hinschauen. Denn es gibt, wie so oft im Leben, zwei Kategorien: »gute« und »böse« Kohlenhydrate.

Weißmehl ist definitiv eher »böse«. Es enthält nämlich kaum wichtige Stoffe. Die Ballaststoffe, die wir für unsere Verdauung brauchen, sind in der Schale und genau diese wurde entfernt, damit das

Mehl und die damit erzeugten Produkte möglichst strahlend hell sind. Außerdem wird diesen armen Körnchen auch noch ihr Keim entzogen, in dem viele Mineralien und Vitamine gewesen wären (B-Vitamine, Magnesium, Zink, Eisen …). Es bleibt also nur eine »leere« Hülle übrig, die unseren Körper mit nichts mehr wirklich versorgt außer mit »leeren« Kalorien. Die machen uns aber weder gesund noch schön.

Bei Vollkornprodukten sieht es da schon anders aus. Die Vitamine sind noch enthalten und wir bekommen etwas »für unsere Kalorie«. Die Ballaststoffe quellen im Magen bzw. Darm auf, machen uns länger satt und regen unsere Verdauung an. Die Vitamine und Mikronährstoffe liefern unserem Körper neues Material, damit wir von innen heraus schön werden. Außerdem versorgen sie das Gehirn kontinuierlich mit Traubenzucker und verhindern durch einen stabilen Blutzuckerspiegel unnötige Heißhungerattacken.

Deswegen sollten wir uns möglichst immer für eine Vollkorn-Variante entscheiden, wenn es sie gibt: bei Nudeln, Reis, Brot und auch bei Mehl, wenn wir selbst backen und kochen. Ich weiß natürlich auch, dass Vollkornprodukte zu Anfang eine geschmackliche Umstellung sind, aber hat man sich erst mal daran gewöhnt, will man sie gar nicht mehr gegen diese »nackigen« Körner und das gebleichte Mehl tauschen.

TRICKS GEGEN »KLEINE SÜNDEN«

Hier ein paar Tipps, wie es mit dem gesunden Essen klappt:

Die gesunde Alternative immer griffbereit halten

Versuche, gesundes Essen und Snacks immer griffbereit zu haben. Ich habe mir z. B. angewöhnt, auf Reisen immer etwas Gemüse mitzunehmen. Erfahrungsgemäß überfällt mich am Flughafen der Hunger und in der Vergangenheit habe ich mir

dann aus Mangel an Alternativen entweder Schokoriegel oder fetthaltige Semmeln (wie wir Bayern zu Brötchen sagen) gekauft. Jetzt schauen mich andere zwar komisch an, wenn ich meine Tupperdose auspacke und an Selleriestangen herumknabbere, aber ich fühle mich gut dabei. Ich habe auch immer einen Apfel dabei. Allein das schlechte Gewissen, das ich hätte, wenn ich Geld für einen Riegel ausgäbe, während ich den Apfel in der Tasche spüre, hält mich vom Schokoladekonsumieren ab.

Auch zu Hause sollte die gesunde Alternative immer die einfacher erreichbare sein als die ungesunde. Wenn Knabbereien und Süßigkeiten im Küchenschrank liegen, muss sich das Obst eben davor befinden. Man geht immer den Weg des geringsten Widerstandes und wenn Gurkenstangen und Karottenstücke direkt vor einem stehen, wird man erst mal diese essen, bevor man in die Küche schleicht und im Kühlschrank stöbert.

Langsam essen

Unser Magen ist Spezialist darin zu erkennen, welches Essen wir gerade zu uns genommen haben und ob es genug war. Allerdings müssen wir ihm dafür auch Zeit lassen. Bis das Gehirn meldet, dass wir genug gegessen haben, dauert es etwa 20 Minuten. Wenn wir in weniger als 20 Minuten alles Mögliche in uns hineinschaufeln, hat das Gehirn also keine Chance, uns irgendetwas mitzuteilen.

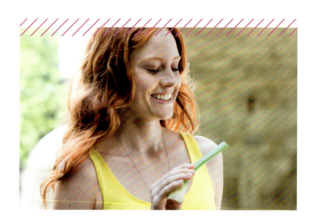

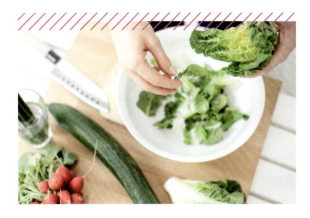

Es hilft schon, zwischen den einzelnen Happen kleine Pausen einzulegen und das Besteck auch mal für zwei Minuten beiseitezulegen. Erst wenn man langsam isst, spürt man, wann man satt ist, und kann rechtzeitig aufhören, bevor es zu viel wird.

Essen genau anschauen

Schau dir dein Essen immer erst mal genau an, bevor du zugreifst, und mach dir bewusst, was auf deinem Teller liegt. Suche aber nicht nach Kalorien, Fett oder Kohlenhydraten, sondern frage dich: Ist dieses Essen gesund? Versuche aufzuzählen, was genau in den Lebensmitteln enthalten ist. Kennst du alle Zutaten? Wie viele sind es? Oder ist es ein unidentifizierbares Gepansche aus den unterschiedlichsten Dingen? Dann lies dir die Inhaltsstoffliste auf der Verpackung deiner Fertigsoße mal durch. Allein zu wissen, was wir in unseren Körper befördern, lässt uns bewusster essen.

Portionieren

Lade dir nur so viel auf den Teller, wie du auch essen möchtest. Fülle die überschüssige Menge in den Töpfen gleich nach dem Kochen in geeignete Behälter, um sie für den nächsten Tag aufzuheben. So ist die Hemmschwelle, Nachschlag zu holen, recht hoch. Stehen die Töpfe neben uns auf dem Tisch, greifen wir schnell ein zweites Mal zu, manchmal ohne wirklich noch hungrig zu sein.

Ein weiterer Klassiker: Kleinere Teller verwenden! Ein kleiner, gut gefüllter Teller gaukelt dem Unterbewusstsein eine größere Menge vor als ein großer Teller mit derselben Menge, der halb leer ist.

Naschen ist erlaubt

Du solltest dich nicht quälen, wenn du Heißhunger auf Süßes hast. Du darfst naschen, aber geplant! Überlege dir am Sonntagabend, welche Süßigkeiten du dir in der kommenden Woche erlaubst und wie viel Süßes oder Salziges du essen möchtest. Bereite alle Tagesportionen vor (am besten in kleinen mit dem Wochentag beschrifteten Döschen).

Wenn du gerne Gummibärchen isst, legst du jeden Tag zehn Stück in ein Döschen, »garnierst« sie vielleicht noch mit einem Mini-Stückchen Schokolade und 15 Erdnussflips. Wenn du z. B. immer freitags einen Ich-bin-stark-und-kann-auch-mal-verzichten-Tag einlegen möchtest, bleibt die Dose für diesen Tag leer.

Stecke die Dose in deine Handtasche. So hast du deine jeweilige Tagesration immer dabei und kannst darauf zugreifen, wenn du sie brauchst.

Heißhungerattacken stoppen

Ein kleiner Trick hat mir geholfen, Heißhungerattacken zu überstehen und auf die ständigen Snacks zwischendurch zu verzichten: Ich erlaube mir jeden Snack, sei es ein Schokoriegel oder ein Stück Torte. Aber ich habe mit mir ausgemacht, vorher immer erst einen Apfel zu essen und 15 Minuten zu warten. Meistens verfliegt meine Lust auf einen Snack dann von selbst.

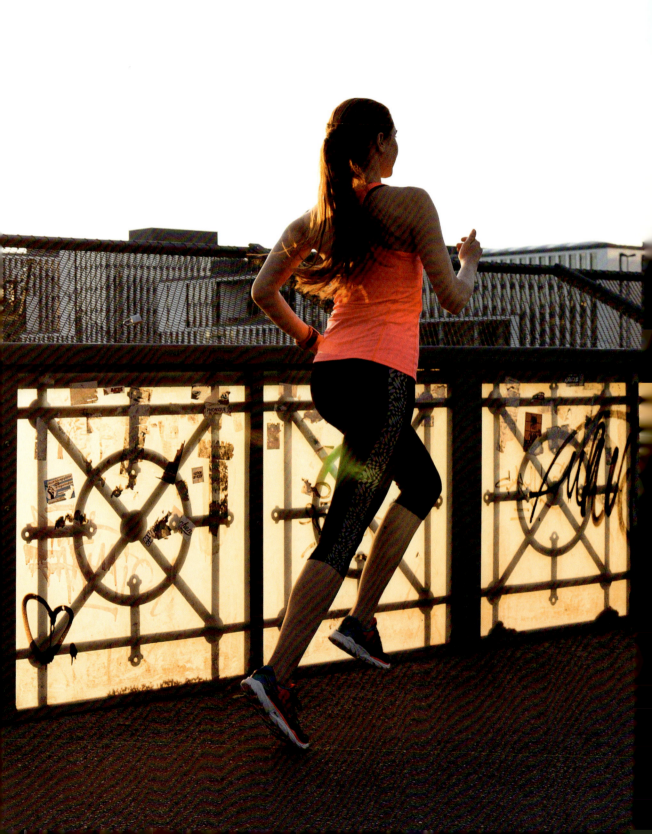

► **Ausdauer**

Anstrengung macht glücklich

Laufen – Fett- und Stressschmelzer Nr. 1

Ich war früher überhaupt kein Lauf-Fan. Laufen als Fortbewegungsart fand ich unangenehm und meinem schlenkernden Laufstil merkte man an, dass ich darin keine Übung hatte. Natürlich ging ich ab und zu laufen (als Model fühlt man sich ja quasi dazu verpflichtet), aber dann meistens nur eine Stunde in superlangsamem Tempo auf dem Laufband oder ich joggte neben meinem Papa her, wenn er spazieren ging. Und unser Tempo unterschied sich dabei kaum.

Dann aber verkündeten (männliche) Freunde auf einer Party, dass sie am nächsten New-York-Marathon teilnehmen würden. Wir Frauen könnten ja gerne mitkommen und Schuhe shoppen gehen. Da fühlte ich mich an meiner weiblichen Ehre gepackt und erklärte übermütig und vielleicht etwas beschwipst, dass ich natürlich auch mitlaufen würde. Die Jungs waren beeindruckt – und ich war schockiert! Was erzählte ich da?

Am nächsten Tag setzte ich mich verkatert an meinen Computer und schaute mir die ganze Sache mal genauer an. 42,195 Kilometer also. Konnte ich das wirklich schaffen? Mir blieb keine Wahl, denn was ich zusage, halte ich. Selbst wenn ich es an einem Samstagabend in Partylaune verspreche und es ein Marathon ist.

Die letzte Hoffnung, dem Unterfangen zu entkommen, war die Tatsache, dass New York die Startplätze verlost und viele meiner Freunde seit Jahren vergebens versuchen, einen dieser begehrten Plätze zu ergattern. Aber natürlich ärgerte mich das Schicksal auch hier für meine Locker-lauf-ich-mit-euch-mit-Mentalität und »schenkte« mir einen Startplatz. Dass sich die Männer nach unserer Party gar nicht erst für den Lauf bewarben (bis auf einen tapferen Läufer), war dann nur noch eine Randnotiz, denn von nun an hatte ich eine Mission zu erfüllen.

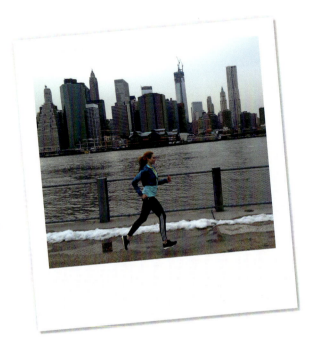

Die große Frage war allerdings: Wie?

Man darf das ja gar nicht laut sagen, aber ich dachte anfangs, ich würde am ersten Tag einen Kilometer laufen, am zweiten zwei Kilometer, am dritten drei … Und das Training würde so insgesamt 42 Tage dauern. Zum Glück habe ich mir dann doch mal ein Marathon-Buch gekauft und gelesen. Sonst hätte ich mich wohl gleich mit meinen Laufschuhen in die Ecke werfen können.

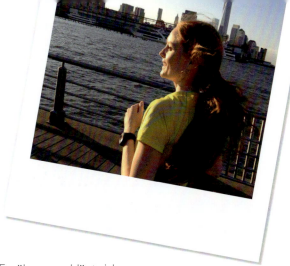

Okay, nun hatte ich also einen Trainingsplan gefunden und musste fünfmal pro Woche laufen gehen. Das war anfangs eine große Überwindung. Siebenmal pro Woche ins Fitnessstudio: kein Problem! Aber fünfmal laufen? Das hat mir zugegebenermaßen nicht immer Spaß gemacht.

Fit schon nach zwei Wochen

Doch zu meinem eigenen Erstaunen merkte ich schon nach zwei Wochen, dass ich unglaublich fit geworden war. Ich spurtete die vier Stockwerke zu meiner Wohnung fast von allein hoch und plötzlich war ich auch nach fünf Kilometern laufen nicht mehr k. o., sondern fühlte mich noch ganz okay.

Das war schneller gegangen, als ich erwartet hatte. Ich spürte, dass sich Beständigkeit und Regelmäßigkeit im Training auszahlen. Und das ist das Schöne am Laufen: Man sieht seine Fortschritte superschnell! Man schafft eine gewisse Distanz (oder ein Tempo) unter Anstrengung und schon beim nächsten Mal fällt dieselbe Distanz viel leichter. Jeder Lauf gibt einem einen Push, vor allem, wenn das Selbstbewusstsein einen schlechten Tag hat.

Ich merkte aber auch, dass Laufen der ehrlichste Spiegel des eigenen Lebensstils ist. Wann immer man seinem Körper Gutes tut, wie aktive Regeneration (Sauna oder Massagen) und gesunde Ernährung, schlägt sich das in der Leistung nieder. Aber auch umgekehrt: Zu viel Alkohol am Abend zuvor rächt sich gleich beim Lauf am nächsten Morgen, genauso wie zu wenig Schlaf und ungesundes Essen.

MEIN KÖRPER UND ICH

Obwohl ich als richtiger Laufmuffel begonnen hatte, war diese Aneinanderkettung von Schicksalsanschubsern das Beste, was meinem Körper je passiert ist. Ich hatte beim Laufen das erste Mal das Gefühl, nicht mehr wegzurennen, sondern auf mich zuzulaufen, um mich selbst wieder besser kennenzulernen. Ich erlebte zum ersten Mal, was es bedeutet, eine Verbindung zu seinem Körper zu haben. Ich lernte, mit meinem Körper zu kommunizieren, zu wissen, was er braucht, und ihn mit allem Nötigen zu versorgen, damit wir gemeinsam die geplanten Leistungen erbringen konnten.

Regelmäßiges Ausdauertraining schenkt einem eine völlig neue und gesteigerte Körperwahrnehmung. Man lernt das Gefühl, nach einem langen Lauf richtig tief zu atmen, neu kennen und spürt den Sauerstoff durch den Körper strömen. Man erkennt einen Zusammenhang zwischen der Bewegung und dem Schlafbedürfnis und spürt, wie im Schlaf die Muskeln und kleinen Verletzungen repariert werden. Man erkennt, wie wichtig die Nachtruhe für alle »Reparaturen« im Körper ist.

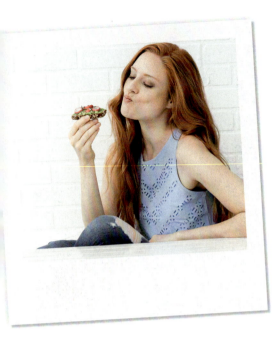

bei den angesagtesten Trainern gemacht. Aber nie habe ich so gut und schön abgenommen wie beim Marathontraining. Und das, obwohl ich in der Trainingszeit unglaublich viel aß. An manchen Sonntagen (am Wochenende habe ich immer meine langen Läufe gemacht) kam es durchaus vor, dass ich nach dem drei- bis vierstündigen Lauf den restlichen Tag mit Essen verbrachte. Aber das Spannende war: Ich hatte keine Lust auf ungesundes Essen!

Der Körper bekommt, was er will

Zuvor hatte ich beschlossen, meinem Körper alles zu geben, wonach er nach dem Lauf verlangen würde. Immerhin hatte er dann eine große Leistung gebracht. Also füllte ich meinen Küchenschrank mit allem, worauf man nur Lust haben könnte, von Schokokeksen über Chips und Gummibärchen bis zu Fleisch, Kartoffeln, Nudeln und fetten Sahnesoßen. Doch dann die Überraschung: Ich wollte nur Gemüse und Obst, Fisch und Vollkornprodukte und Tee. Verwundert schaute ich auf die Schokoriegel und dachte an all die Momente, in denen ich sie so gern gegessen hätte und nicht durfte …

Durch meine Erlebnisse mit dem Ausdauertraining habe ich gelernt, was der Körper wirklich braucht. Auf einmal entscheidet man sich ganz von allein für gesunde Ernährung.

WARUM ÜBERHAUPT LAUFEN?

Nach jedem Lauf fühlt man sich besser als vorher. Laufen ist die einfachste Art, seine Ausdauer zu trainieren. Zudem ist es:

► Zeitsparend: Innerhalb weniger Minuten hat man sich umgezogen und direkt vor der eigenen Haustür fängt die Kalorien-Uhr an zu laufen. Die investierte Zeit ist zu 100 Prozent Trainingszeit.
► Überall machbar: Auch in fremden Städten findet sich eine schöne Strecke und so kann man eine Stadt ganz neu entdecken.

Durch das regelmäßige und vor allem auch längere Laufen lernt man seine Muskeln, Gelenke und Sehnen besser kennen. Man lernt Verletzungen zu erspüren, ernst zu nehmen und sie mit genügend Pause und Liebe auszukurieren. Seinen Körper nicht nur zu spüren, wenn ihm etwas fehlt, sondern auch dann, wenn er gesund ist, ist ein wundervolles Gefühl.

Vor allem bekommt man durch das Training ein ganz neues Verhältnis zum Essen. Du wirst ganz von allein die richtigen Lebensmittel suchen und der Verzicht auf Süßigkeiten wird dir nicht mehr schwerfallen. Eigentlich ein Traum für jede diätgeplagte Frau!

LAUFEN, ESSEN UND (KEIN) HEISSHUNGER

Von dem Konzept, dass Hunger mit der Bewegung kommt, haben wir auf Seite 56 ja bereits gehört. Es gibt kaum eine Möglichkeit, das besser am eigenen Leib zu erfahren als beim Ausdauersport.

Während meiner Modelkarriere habe ich die verrücktesten und dümmsten Crash-Diäten ausprobiert und die verschiedensten Fitnessübungen

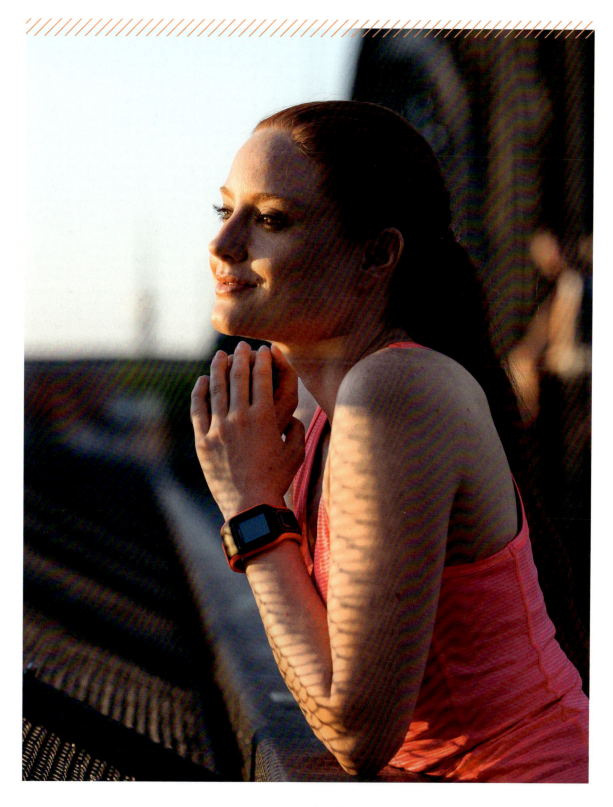

- Einfach zu erlernen und günstig: Man braucht keine Mitgliedschaft in einem Fitnessstudio, keinen Trainer und kaum Ausrüstung. Hat man einmal Schuhe gekauft, ist das Laufen für die nächsten Monate kostenlos.
- Fair und man kann nicht schummeln: Das ist für mich ein ganz wichtiger Punkt. Bei jedem Schritt transportiert man sein eigenes Körpergewicht. Man erbringt seine Leistung komplett selbst. Kein Sportgerät oder Hilfsmittel nimmt einem auch nur eine winzige Bewegung ab.

So nützt das Laufen deiner Gesundheit (und Schönheit)

Nicht zu laufen bekommt man natürlich ohne Weiteres hin. Um sich die Anstrengung zuzumuten, braucht man gute Gründe. Dafür gibt es mehr als genug! Das sind meine Top 5:

- Laufen gibt dem Selbstbewusstsein einen riesigen Kick! Denn man weiß und spürt, dass man die komplette Leistung selbst erbracht hat.
- Laufen lindert depressive Verstimmung und verscheucht schlechte Laune.
- Laufen schenkt uns den Mut, Probleme anzugehen, und stärkt unsere Motivation, unsere Lebens- und Ernährungsgewohnheiten dauerhaft zu verbessern.

- Schon nach 20 Minuten Laufen fühlen wir uns entspannter und gleichzeitig voller Energie. Diese Kombination bringt nur Sport zustande.
- Laufen macht den Kopf frei. Wenn dir Probleme im Kopf herumschwirren, wirst du nach dem Laufen klarer sehen und oft eine Lösung finden. Auf eine wunderbare Art schafft Laufen Raum für neue Ideen und Kreativität.

Dieses Gefühl von Freiheit

Beim Laufen fühlen wir uns unabhängig und selbstständig, denn wir bewegen uns vorwärts und bleiben nicht mehr auf der Stelle stehen. Wenn wir richtig durchatmen und alle Trägheit von uns abschütteln, fühlen wir uns auch körperlich frei. Dieses Freiheitsgefühl lässt uns strahlen und verleiht uns eine tolle Aura. Wir wirken unbeschwert und sexy!

LAUF DIE KALORIEN WEG

Laufen ist eine der Sportarten, die am meisten Kalorien verbrennen (je nach Tempo), denn mit jedem Schritt transportiert man sein ganzes Körpergewicht und hebt es kurz vom Boden ab. Bei anderen Sportarten wird weniger Reibungswiderstand überwunden, weswegen sie auch weniger Kalorien verbrennen. Einen schönen Vergleich findest du auf Seite 90.

Kalorienverbrauch nach 15 Minuten laufen

km/h	50 kg	55 kg	60 kg	65 kg	70 kg	75 kg	80 kg	85 kg	90 kg
8	100	110	120	130	140	150	160	170	180
9	119	131	143	154	166	178	190	202	214
10	128	141	154	167	180	193	206	218	231
11	140	154	168	182	196	210	225	239	253
12	156	172	188	203	219	234	250	266	281
13	168	185	201	218	235	252	268	285	302
14	179	197	215	233	251	269	287	305	323
15	191	210	229	248	267	286	305	324	343
16	200	220	240	260	280	300	320	340	360

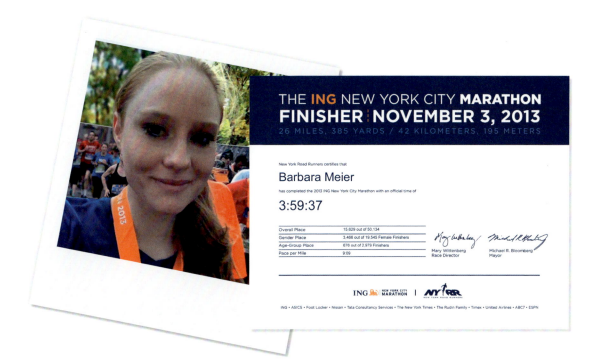

THE ING NEW YORK CITY MARATHON
FINISHER | NOVEMBER 3, 2013
26 MILES, 385 YARDS / 42 KILOMETERS, 195 METERS

New York Road Runners certifies that

Barbara Meier

has completed the 2013 ING New York City Marathon with an official time of

3:59:37

Overall Place	15,629 out of 50,134
Gender Place	3,466 out of 19,545 Female Finishers
Age-Group Place	676 out of 2,979 Finishers
Pace per Mile	9:09

Mary Wittenberg
Race Director

Michael R. Bloomberg
Mayor

ING | NEW YORK CITY MARATHON | NY RR

ING • ASICS • Foot Locker • Nissan • Tata Consultancy Services • The New York Times • The Rudin Family • Timex • United Airlines • ABC7 • ESPN

WETTBEWERBE

Der New-York-Marathon war eines der emotionalsten Erlebnisse meines Lebens. Es passiert sehr selten, dass ich vor Freude weine, und selbst als Heidi Klum mich vor einem Millionenpublikum zu Deutschlands neuem Topmodel erkoren hatte, floss bei mir keine Träne.

Nun stand ich aber in New York, hatte gerade die Ziellinie überquert, drehte mich um, sah die Skyline von Manhattan im Hintergrund und den wunderschönen Central Park direkt um mich herum. Ich realisierte, dass ich es wirklich geschafft hatte. Ich hatte ein Ziel erreicht, von dem ich immer dachte, dass ich es niemals in meinem Leben erreichen könnte! All die Stunden der Anstrengung und des Trainings und die Monate als Läuferin hatten sich ausgezahlt. Es hatte tatsächlich funktioniert. Mit Geduld, vielen Pausen, Disziplin und vor allem mit einem Ziel vor Augen hatte ich es tatsächlich geschafft. Ich sah die Skyline hinter mir und meine Augen füllten sich vor Freude und Ergriffenheit mit Tränen. Marathon. 42,195 Kilometer laufen. Ohne Pause. Ich hatte es geschafft.

Dieses Gefühl ist einfach unbezahlbar. Das klingt so kitschig, als käme es aus einer schlechten Werbung: Telefongespräch nach Deutschland: 5 Dollar, Laufschuhe: 90 Euro, Teilnahmegebühr beim NYC-Marathon: 358 Dollar, das Gefühl, über die Ziellinie zu laufen: unbezahlbar. Aber genau das ist es. Unbezahlbar. Und man realisiert, dass man diese Leistung nicht mit Geld kaufen kann. Man hat dieses Ziel ganz allein erreicht.

Wenn du einmal an einem kleinen organisierten Lauf teilnimmst, wirst du feststellen, dass die Leistung, die Ziellinie zu überqueren, von den Menschen wirklich anerkannt wird. Das Schönste bei einem Lauf ist, wenn Freunde und Familie am Straßenrand stehen und einen anfeuern. Das ist für mich immer ein Highlight und der wohl beste Motivationsschub, den man bekommen kann! Auch Läuferkollegen sind stolz auf die anderen, auf jeden, der sich selbst überwindet und das Ziel erreicht. Jeder hat mal mit einem Kilometer angefangen und weiß, wie toll es ist, seine persönliche Leistung zu verbessern. Das ist solch ein Kick für das Selbstbewusstsein, dass man sich ihn irgendwann in seinem Leben einmal bereiten sollte.

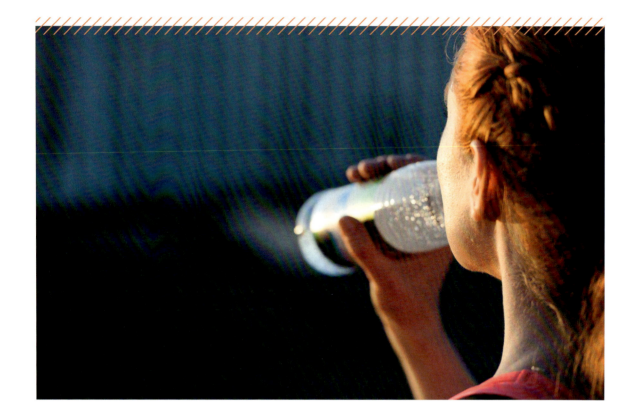

Praxistraining Laufen

Das Wichtigste beim Ausdauertraining ist Regelmäßigkeit. Dass du regelmäßig trainierst, ist viel, viel wichtiger, als dass du schnell bist oder besonders lange läufst. Die Häufigkeit ist der entscheidende Schlüssel. Schneller und fitter wirst du schon von allein, da brauchst du keine Sorgen zu haben.

Laufe lieber täglich 10 Minuten als 30 Minuten am ersten Tag und dann nie wieder.

Am einfachsten lassen sich die Einheiten in den Tag mit einbauen, wenn man sich Routinen überlegt.

Integriere das Lauftraining in deinen Tagesablauf, wann und wie es deinem Körper am besten passt. Ich habe es zum Beispiel immer dringend gebraucht, gleich morgens laufen zu gehen, da ich zu dieser Zeit voller Tatendrang bin.

Laaaaaangsam anfangen!

Das ist für mich die goldene Regel für den Anfang. Denn wenn man sich gleich zu Beginn überfordert, ist man nur frustriert und hört schneller auf, als man angefangen hat. Aus eigener Erfahrung kann ich sagen: Selbst die undenkbarsten Ziele erreicht man mit winzigen Schritten. So kann man sich sogar zum Marathon trippeln.

Ich finde es immer super, wenn jemand mit dem Laufen beginnt. Und es ist weder peinlich noch doof, wenn man anfangs langsam ist und es nicht mal schafft, vier Minuten am Stück zu laufen. So fängt man halt an. Man kann stolz sein, wenn man es überhaupt tut. Und wenn man die Unfitteste auf der Laufstrecke war und dennoch gelaufen ist, ist das noch ein Grund mehr, stolz auf sich zu sein!

Das richtige Tempo

Die Geschwindigkeit ist am Anfang noch gar nicht das Entscheidende. Du wirst an meinem Anfängerlaufplan merken, dass das Tempo kaum eine Rolle spielt. Ich habe mich auf die Dauer der Trainingseinheiten und auf die Distanz, die du am Ende zurücklegen wirst, konzentriert. In welcher Zeit du das schaffst, ist zweitrangig.

Nimm dir die Zeit, die du brauchst, und wenn du eher wie eine Schnecke kriechst als wie ein Gepard sprintest, ist das auch egal. Orientiere dich bei deinem Tempo an folgender Faustregel: Laufe so schnell, dass du dich mit einem Laufpartner gerade noch gut unterhalten kannst.

Hast du einige Läufe hinter dir, kannst du beginnen, mit dem Tempo zu spielen und dich selbst auszuprobieren. Laufe mal schneller, mal langsamer, und variiere das Tempo nicht nur von Tag zu Tag, sondern auch während eines Laufes. Baue auch hin und wieder kleine Sprints ein und laufe über 30 Meter so schnell, dass du deine Laufbewegungen gerade noch sauber ausführen kannst.

Trainiere auch Bergab- und Bergaufläufe. Es muss kein richtiger Berg sein, ein kleinerer Hügel reicht vollkommen. Wenn du einmal bergauf gesprintet bist, wirst du merken, welch tolles Training das ist.

Laufe am Anfang nie zu schnell. Natürlich ist man gerade in den ersten Minuten besonders motiviert. Nimm dich aber zurück und laufe die ersten 10 bis 15 Minuten bewusst langsamer. Man dankt

sich selbst im Laufe des Trainings dafür. Ein anderer großer Fehler ist, sich von einer Gruppe dazu mitreißen zu lassen, schneller zu laufen, als man eigentlich kann. Wenn man in einer Gruppe läuft, sollte immer die Regel gelten: Der Langsamste bestimmt das Tempo!

Höre auf deinen Körper

Er sagt dir meist relativ deutlich, welche Geschwindigkeit gut für dich ist. Auch für die Dauer der Anstrengung wird dir dein Körper deutlich die Grenzen zeigen. Aber du musst auch auf ihn hören. Und zwar in beide Richtungen. Zum einen solltest du nicht weiterlaufen, wenn in dir alle Alarmglocken schrillen oder du Schmerzen hast. Du solltest aber auch nicht jedes kleine Seitenstechen als Vorwand nutzen, sofort aufzuhören. Ein feines In-sich-Hineinspüren und Ehrlichkeit zu sich selbst sind wichtig.

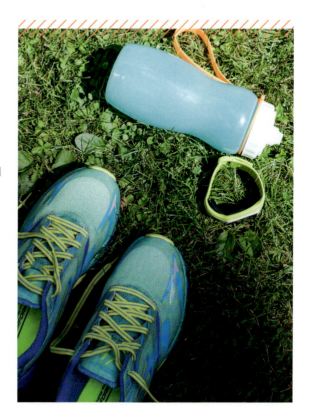

Gesundheitstipp
Richtig schnüren

Die richtige Schnürung hilft, den Sitz des Laufschuhs – je nach Fußtyp – zu optimieren.

▶ **Normalfuß**

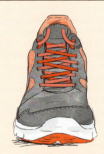

Bei einem Normalfuß empfiehlt sich die parallele Schnürung.

▶ **Hohlfuß**

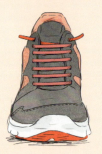

Bei einem Hohlfuß sollte nur über die äußeren Löcher geschnürt werden.

▶ **Breiter Fuß**

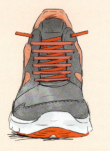

Die Schnürung über die inneren Löcher ist für einen breiten Fuß am besten.

Es gibt tolle Funktionskleidung fürs Laufen, am Anfang sind aber nur zwei Dinge wirklich wichtig: gute Laufschuhe und ein Sport-BH.

Die richtigen Schuhe

Da dies die einzige Ausrüstung ist, die man zum Laufen wirklich braucht, sollte man sich ein gutes Modell gönnen. Laufe keinesfalls mit »normalen« Sportschuhen oder gar mit Straßenschuhen, die nur einen sportlichen Look haben. Nimm dir beim Kauf Zeit und lass dich von einem erfahrenen Verkäufer beraten.

Die Passform der Schuhe muss stimmen: Die Zehen müssen mindestens eine Daumenbreite Bewegungsfreiheit haben. Wenn die Zehen schon im Stehen fast vorn anstoßen, kann es beim Laufen zu Verletzungen der Zehnägel kommen und die Zehen können gequetscht werden. Das ist schmerzhaft und kann dauerhafte Schäden verursachen.

Hat man die richtige Passform gefunden, stellt sich als Nächstes die Frage der Dämpfung. Bei zu wenig Dämpfung werden der Fuß und die Gelenke nicht ausreichend vor dem Aufprall geschützt, auch begünstigt eine ungenügende Dämpfung Krämpfe. Zu viel kann zulasten der Stabilität gehen. Verlasse dich auf dein Gespür und laufe im Geschäft Probe.

Sport-BH

Für uns Frauen ist ein Sport-BH superwichtig, egal wie groß die Brust ist. Unsere Brüste haben keine Muskeln und bestehen nur aus Fett- und Bindegewebe und Drüsen. Da wir sie also nicht anspannen können, sind sie beim Laufen »schutzlos« dem Wippen und Schwingen ausgesetzt. Das ist sehr unangenehm und kann Schmerzen verursachen.

Ein Sport-BH kann die Bewegung der Brust um 75 Prozent reduzieren. Wichtig ist, dass er nicht zu groß ist, sonst fehlt die stützende Wirkung, und auch nicht zu eng, sonst hat man schnell Druckstellen.

SO MOTIVIERST DU DICH

Es gibt ganze Regalwände voller Bücher zu dem Thema: »Wie bekämpfe ich meinen inneren Schweinehund?« Da findet man sicherlich gute Tipps und es ist auch eine süße Idee, sich mit dem Schweinehund anzufreunden und ihm niedliche Namen zu geben.

Aber ehrlich gesagt bin ich kein Fan von diesen Hunden und Schweinen. Ich will keine faulen, dummen Tiere in mir herumtragen, sondern positive Gedanken, und ich möchte nichts in mir bekämpfen. Und damit bin ich wieder bei meiner Lieblingsphilosophie: Nichts bekämpfen oder wegnehmen, sondern lieber etwas hinzufügen.

> Denn wenn man etwas Negatives wegnimmt, ist ja noch lange nichts Positives da.

Deswegen gehe ich hier nicht auf die Ausreden ein, die man für das »Nicht-Laufen« hat, sondern gebe dir Tipps, wie du Lust aufs Laufen bekommst und dich mit Motivation aufladen kannst. Lass den Schweinehund Schweinehund sein und freue dich über jede Bewegung und den Spaß daran!

Gib dem Training einen neuen Namen

Du musst nicht von »Laufen« oder »Training« sprechen, wenn bei diesen Worten schon die Unlust in dir aufsteigt. Nenne es doch »Zeit an der frischen Luft«, »Sprinten für Anfänger« oder »die Laufschuhe spazieren tragen«. Egal, wie du es nennst – solange es dich zum Lachen bringt und motiviert, ist es genau der richtige Name für dein Vorhaben.

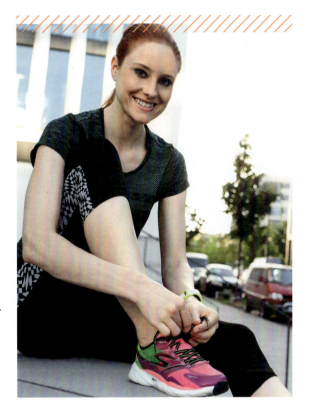

Farbenfrohe Kleidung

Einer meiner persönlichen Motivationstricks ist coole Laufkleidung. Ich finde, bei Sport-Outfits darf man Farben und Schnitte tragen, die man sonst wohl eher nicht unbedingt kombinieren würde. Ich würde nie lila Shorts, ein bunt gemustertes Oberteil und knallige Schuhe in der Stadt oder im Job tragen. Aber beim Sport ist das sogar richtig cool! Hier hast du die Möglichkeit, mal ganz tief in die Farbkiste zu greifen, und auch bei den Mustern sind dir fast keine Grenzen gesetzt. Selbst die Laufschuhe sind nicht mehr langweilig weiß, wie vor wenigen Jahren noch, sondern in den unglaublichsten Farben und Mustern zu finden. Gönne dir ein schönes Outfit, das dir richtig gute Laune macht. Dann brauchst du nur noch hineinzuschlüpfen und loszulaufen.

Lieblingslaufmusik finden

Ich laufe wahnsinnig gerne ohne Musik. Wenn ich in der Natur bin und nur meine regelmäßige Atmung und meine Schritte höre, kann ich mich richtig gut entspannen und komme schon fast in einen meditativen Zustand. Aber ich weiß auch, dass das für viele Läufer eine schreckliche Vorstellung ist. Die meisten motiviert es mehr, sich ihre Lieblingsmusik auf die Kopfhörer zu legen und zu einem flotten Takt zu laufen. Stelle dir auf deinem Handy oder MP3-Player eine »Happy Running«-Liste zusammen mit schneller Musik, die dich auch an einem schlechten Tag zum Laufen motiviert.

Spüre schon vor dem Lauf das »super Gefühl danach«

Auch wenn man oft vor dem Laufen unglaubliche Unlust verspürt, bereut man einen Lauf im Nachhinein nie! Egal, wie anstrengend er war, ist man nach dem Laufen immer glücklich, stolz auf sich und voller Energie und Tatendrang. Man hat etwas für sich getan und gleichzeitig die eigene Unlust besiegt. Wenn man das geschafft hat, schafft man noch viel mehr! Dieses Gefühl solltest du dir an Tagen, an denen du nach Motivation suchst, immer ins Gedächtnis rufen. Versuche zu spüren und zu visualisieren, wie gut du dich nach dem letzten Lauf gefühlt hast. Damit hast du dann auch schon das Ziel für deinen nächsten Lauf.

Inspiration und Vorbilder im Internet finden

Wenn man zu träge ist zu laufen, ist das Internet eine tolle Quelle. Man findet dort inspirierende Videos von Läufern und Sportlern, kann sich auf den Social-Media-Kanälen von Models und Athleten motivierende Fotos ansehen oder die positiven Kommentare unter den eigenen Bildern vom letzten Lauf noch mal lesen.

Man findet Geschichten über Menschen, die durch Laufen ihr Leben komplett geändert haben, Depressionen überwunden oder 30 Kilo abgenommen haben. Und eigentlich wissen wir bei all den Videos, Fotos und Geschichten ganz genau: Wenn die das können, können wir das schon lange! Versuche auch während des Laufens an deine Vorbilder zu denken und stelle dir z. B. vor, dass du für eine gewisse Strecke genau diese Person bist. Das wird auch deinen Laufstil beflügeln.

Mit Freunden trainieren

Man muss sich nicht immer selbst motivieren. Manchmal kann man sich auch Motivation von außen holen. Wenn man z. B. mit Freunden Laufen geht, ist die Hemmschwelle, die Verabredung abzusagen, um ein Vielfaches höher, als wenn man nur eine Verabredung mit sich selbst absagt. Am besten trifft man sich an einem festen Wochentag immer zur selben Uhrzeit, so kann man sich auch nicht davor drücken, einen Termin zu vereinbaren.

Denke immer daran: Laufen macht schön

Stell dir z. B. vor, wie deine Lungen viel frischen Sauerstoff aufnehmen und diese Frische durch deinen ganzen Körper strömt. Oder spüre, wie dein Stresslevel sinkt und gleichzeitig dein Körper mit Glückshormonen überschüttet wird. Wenn wir wissen, wo wir uns in unserem Körper spüren und was wir fühlen können, fällt es uns viel leichter, das auch wahrzunehmen! Merkst du erst einmal, wie gut das Laufen deinem Körper tut, wirst du länger durchhalten. Stelle dir während des Laufens einfach vor, wie du immer schöner wirst.

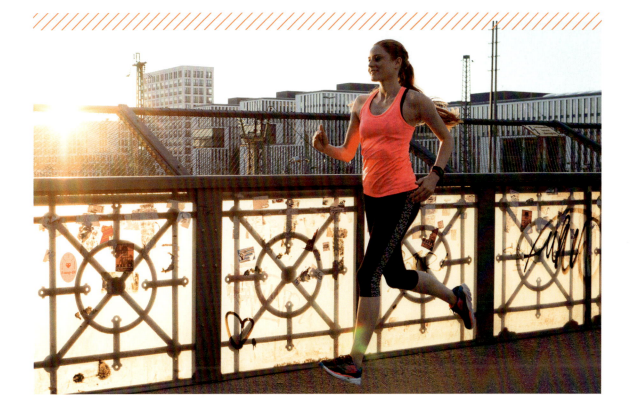

Das große Lauf-ABC

Das Lauf-ABC umfasst Übungen, die den Laufstil verbessern. Man wird schneller, senkt das Verletzungsrisiko und läuft leichter. Die übertriebenen Bewegungsabläufe dieser Übungen wirken auf das Unterbewusstsein und gehen schließlich so in Fleisch und Blut über, dass der Körper sie in den alltäglichen Laufstil übernimmt. Sie bessern z. B. unbewegliche Hüften, schlenkernde Arme, einen krummen Rücken oder Schlurfen, wenn man sie regelmäßig in das Training mit einbaut. Außerdem aktivieren sie Muskeln, die häufig vernachlässigt sind, und trainieren die Koordination. Man kann das Lauf-ABC als spezielle Einheit ansetzen oder als Aufwärmtraining bzw. zum Abkühlen nach dem Laufen einplanen. Ich mache die Übungen immer

zwischendrin. Bei jedem Lauf kommt irgendwann der Moment, an dem einem etwas langweilig wird. Dann mache ich für etwa 100 Meter eine der folgenden Übungen. Das Tempo kann etwas langsamer als das normale Lauftempo sein.

Vorweg noch ein paar Tipps für einen guten, harmonischen Laufstil: Man sollte beim Laufen immer darauf achten, dass die Körperhaltung aufrecht ist, die Arme locker seitlich am Körper schwingen und nicht schräg nach vorn über die Körperlängsachse geführt werden, der Schulterbereich entspannt bleibt, die Daumen locker auf dem Zeigefinger liegen und die Hände leicht geöffnet sind und keine Fäuste bilden.

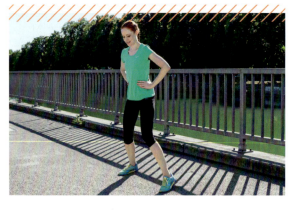

Seitliches Laufen

Den Körper seitlich zur Laufrichtung drehen. Mit dem hinteren Fuß abdrücken und mit dem vorderen einen großen Schritt zur Seite machen, dann den hinteren Fuß neben den vorderen bringen. Nach mehreren Schritten den Körper zur anderen Seite drehen und wiederholen.

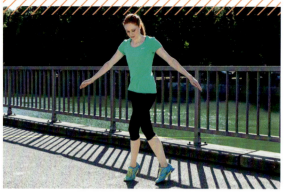

Seitliches Laufen überkreuz

Den Körper seitlich drehen. Die Beine kreuzen beim Laufen entweder vor oder hinter dem Körper. Die Bewegung kommt nur aus der Hüfte. Den Oberkörper stets seitlich zur Laufrichtung halten. Die Seiten nach einiger Zeit wechseln.

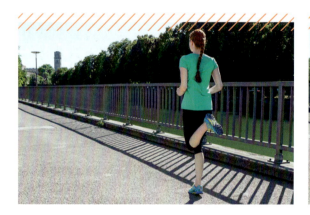

Anfersen

Die Beine beim Laufen hinten so stark anwinkeln, dass die Fersen den Po berühren. Die Hüfte bleibt dabei gestreckt, die Knie bleiben unterhalb des Körpers.

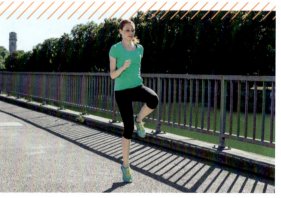

Kniehebelauf (Skipping)

Die Knie beim Laufen hochziehen, bis die Oberschenkel im Idealfall parallel zum Boden sind. Den Oberkörper währenddessen aufrecht halten. Kleine Schritte mit einer hohen Frequenz machen.

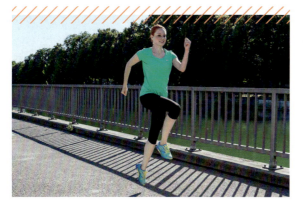

Hopserlauf

Wir kennen ihn noch aus unserer Kindheit. Das Knie kraftvoll nach oben ziehen, bis der Oberschenkel waagrecht ist, die Arme schwingen ebenso kraftvoll mit nach oben (nicht nach vorn) und unterstützen den Sprung in die Höhe. Kurze Schritte machen.

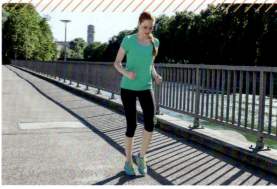

Fußballenlauf

Mini-Schritte machen und kaum vorwärts bewegen. Die Knie nur leicht anheben, die Spitze des angehobenen Fußes zeigt Richtung Boden. Mit dem Fußballen abdrücken und nach dem Absetzen auch über den Fußballen abrollen. Die Ferse berührt nur leicht den Boden.

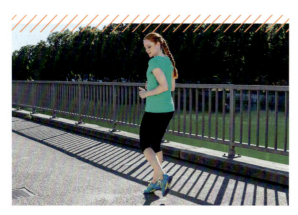

Rückwärtslaufen

Viele von uns können gar nicht mehr rückwärts laufen. Ein Grund mehr, es wieder zu trainieren. Es schult nämlich auch den Gleichgewichtssinn. Man landet dabei auf dem Vorfuß und rollt über den Rückfuß ab.

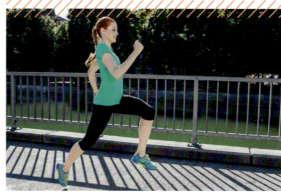

Steigerungslauf

Auf einer Strecke von etwa 80 bis 100 m das Tempo vom langsamen Laufen bis zum Sprint steigern. Wenn man leicht bergauf läuft, verstärkt das die Wirkung. Die Laufbewegung muss bis zum Schluss gut und sauber ausgeführt werden. Wenn du die Technik nicht mehr korrekt ausführen kannst, ist das Tempo zu schnell oder sind deine Muskeln zu erschöpft.

Laufen mit Plan und Ziel

Ich persönlich hätte es nie geschafft, mit dem Laufen wirklich zu beginnen, wenn ich nicht ein Ziel gehabt hätte. Durch meine Anmeldung beim Marathon und dem Bezahlen der Anmeldegebühr hatte ich mich verpflichtet, und da ich von Anfang an vielen Freunden von meinem Ziel erzählt hatte, gab es kein Zurück mehr. In regelmäßigen Abständen wurde ich gefragt, wie denn mein Training vorangehe, und um nicht antworten zu müssen »ich war zu faul«, habe ich meine Läufe brav gemacht.

Natürlich habe ich in den Monaten der Vorbereitung auch mal ein Training ausgelassen, und auch wenn ich das nie zugegeben habe, war ich tatsächlich ein paarmal zu faul. Aber ich wusste immer: Wenn ich zu viele Einheiten schwänze, schaffe ich den Marathon nicht. Bei einer sportlichen Leistung kann man sich nicht irgendwie durchschummeln.

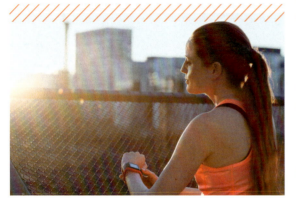

Es ging mir nicht um eine spezielle Ziel-Zeit, sondern darum, die Distanz zu schaffen. Und nach New York zu fliegen, um zehn Kilometer vor dem Ziel aufgeben zu müssen, war mein absoluter Albtraum. Noch dazu, weil eine Fotografin und ein Kamerateam mich begleiteten und ganz Deutschland gesehen hätte, wie ich erschöpft am New Yorker Straßenrand liege. Genau durch diese Zielsetzung habe ich mich jeden Tag motivieren können, und der Lauf war am Ende eines der schönsten Erlebnisse meines Lebens.

Halte dir ein Ziel vor Augen

Ich bin davon überzeugt, dass auch dir ein konkretes Ziel hilft, deinem Körper etwas Gutes zu tun. Deswegen habe ich hier einen Plan zusammengestellt, mit dem du es schaffst, zehn Kilometer am Stück zu laufen. Das ist für viele Menschen ohne Vorbelastungen und Erkrankungen eine gut machbare Distanz. Viele Stadtläufe in Deutschland sind nicht nur (Halb-)Marathons, sondern auch Zehn-Kilometer-Läufe. Außerdem gibt es spezielle »Frauenläufe«, die selten länger sind.

Suche dir eine schöne Laufveranstaltung im kommenden Jahr aus und melde dich dazu am besten jetzt sofort an, ohne lang darüber nachzudenken. Siehst du die Anmeldebestätigung erst einmal schwarz auf weiß, gibt dir das den nötigen Kick. Da jede Leserin einen anderen Fitnessstand hat, habe ich den Plan so aufgebaut, dass jede von euch an einer anderen Stelle einsteigen kann.

Beginne mit einem kleinen Selbsttest, um herauszufinden, in welche der folgenden Gruppen du am besten passt, mit welcher Woche du also das Training beginnst. Du hast immer die Möglichkeit, einen Wochenplan zu wiederholen, wenn du es langsamer angehen willst. Das ist gar kein Problem! Jeder Körper ist anders und du solltest dich auf keinen Fall überfordern! Wenn dich das Training aber unterfordert, kannst du auf der anderen Seite auch eine Woche überspringen. So kannst du den Plan ganz deinen Bedürfnissen anpassen.

Ich habe dir ganz bewusst keine Geschwindigkeit für einen Lauf vorgegeben, da ich es wichtiger finde, eine gewisse Strecke durchzuhalten, als besonders schnell zu sein. Möchtest du dennoch deine Leistung steigern und schneller werden, kannst du jede Woche eine Tempoeinheit einbauen, bei der du Sprinttrainings oder Berg- bzw. Hügelläufe machst. Zusätzlich kannst du natürlich auch probieren, das Tempo deiner täglichen Einheiten von Tag zu Tag etwas zu steigern.

Mach den Fitnesstest

Wie lange kannst du im Moment am Stück laufen?

Wenn du schon Lauferfahrung hast, kannst du diese Frage sicher gleich beantworten. Wenn du seit Jahren nicht mehr gelaufen bist, probiere aus, ein paarmal um den Block zu laufen, und stoppe die Zeit. Am besten läufst du dazu im Kreis, damit du nicht in eine Richtung läufst und plötzlich keine Energie mehr für den Rückweg hast.

Wenn du starkes Übergewicht oder sonstige körperliche Einschränkungen oder Bedenken hast, solltest du dein Laufvorhaben auf jeden Fall vorher mit einem Arzt abklären und dir von ihm »grünes Licht« geben lassen.

Gruppe 1: Geh-Programm
(siehe Seite 50f.)
Geeignet für alle, die
▶ bisher nie gelaufen sind
▶ es nicht schaffen, 1–2 Minuten ununterbrochen zu laufen
▶ sich nicht länger als 10 Minuten körperlich anstrengen können
▶ älter als 60 Jahre alt sind
▶ Übergewicht haben, das ärztlich behandelt werden muss

Gruppe 2: Woche 1
Geeignet für alle, die
▶ regelmäßig gehen
▶ allgemein sportlich sind
▶ mindestens 1–2 Minuten am Stück laufen können

Gruppe 3: Woche 4
Geeignet für Bewegungsfreudige, die
▶ sportlich sind
▶ hin und wieder schon mal laufen waren
▶ 5 Minuten am Stück laufen können

Gruppe 4: Woche 8
Geeignet für alle, die
▶ schon regelmäßig laufen gegangen sind
▶ bei dem Um-den-Block-laufen 10 Minuten am Stück geschafft haben
▶ Anstrengungen von mehr als 25 Minuten Dauer gut aushalten

Gruppe 5: Woche 13
Geeignet für alle, die
▶ schon 5 Kilometer am Stück laufen können und sich auf 10 Kilometer steigern wollen

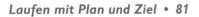

Wochenpläne

	WOCHE 1	WOCHE 2	WOCHE 3	WOCHE 4
Montag	15 Minuten: abwechselnd 1 Minute laufen, 4 Minuten gehen	20 Minuten: abwechselnd 2 Minuten laufen, 3 Minuten gehen	25 Minuten: abwechselnd 3 Minuten laufen, 2 Minuten gehen	25 Minuten: abwechselnd 4 Minuten laufen, 1 Minute gehen
Dienstag	25 Minuten: abwechselnd 1 Minute laufen, 4 Minuten gehen	25 Minuten: abwechselnd 1 Minute laufen, 4 Minuten gehen	25 Minuten: abwechselnd 2 Minuten laufen, 3 Minuten gehen	25 Minuten: abwechselnd 3 Minuten laufen, 2 Minuten gehen
Mittwoch	Laufpause	Laufpause	Laufpause	Laufpause
Donnerstag	25 Minuten: abwechselnd 1 Minute laufen, 4 Minuten gehen	25 Minuten: abwechselnd 1 Minute laufen, 4 Minuten gehen	25 Minuten: abwechselnd 2 Minuten laufen, 3 Minuten gehen	25 Minuten: abwechselnd 3 Minuten laufen, 2 Minuten gehen
Freitag	Laufpause	Laufpause	Laufpause	Laufpause
Samstag	40 Minuten: abwechselnd 1 Minute laufen, 4 Minuten gehen	40 Minuten: abwechselnd 2 Minuten laufen, 3 Minuten gehen	45 Minuten: abwechselnd 3 Minuten laufen, 2 Minuten gehen	45 Minuten: abwechselnd 3 Minuten laufen, 2 Minuten gehen
Sonntag	Laufpause	Laufpause	Laufpause	Laufpause

Platz für deine Notizen!

_____

_____

_____

_____

	WOCHE 5	WOCHE 6	WOCHE 7	WOCHE 8
Montag	25 Minuten: abwechselnd 4 Minuten laufen, 1 Minute gehen	25 Minuten: abwechselnd 4 Minuten laufen, 1 Minute gehen	21 Minuten: abwechselnd 6 Minuten laufen, 1 Minute gehen	21 Minuten: abwechselnd 6 Minuten laufen, 1 Minute gehen
Dienstag	25 Minuten: abwechselnd 4 Minuten laufen, 1 Minute gehen	25 Minuten: abwechselnd 4 Minuten laufen, 1 Minute gehen	30 Minuten: abwechselnd 4 Minuten laufen, 1 Minute gehen	30 Minuten: abwechselnd 5 Minuten laufen, 1 Minute gehen
Mittwoch	Laufpause	Laufpause	Laufpause	Laufpause
Donnerstag	25 Minuten: abwechselnd 3 Minuten laufen, 2 Minuten gehen	25 Minuten: abwechselnd 3 Minuten laufen, 2 Minuten gehen	30 Minuten: abwechselnd 3 Minuten laufen, 2 Minuten gehen	30 Minuten: abwechselnd 5 Minuten laufen, 1 Minute gehen
Freitag	Laufpause	Laufpause	Laufpause	Laufpause
Samstag	45 Minuten: abwechselnd 4 Minuten laufen, 1 Minute gehen	55 Minuten: 5 Minuten gehen, dann 50 Minuten abwechselnd 4 Minuten laufen, 1 Minute gehen	54 Minuten: abwechselnd 8 Minuten laufen, 1 Minute gehen	56 Minuten: abwechselnd 12 Minuten laufen, 2 Minuten gehen
Sonntag	Laufpause	Laufpause	Laufpause	Laufpause

Wochenpläne

	WOCHE 9	WOCHE 10	WOCHE 11	WOCHE 12
Montag	27 Minuten: abwechselnd 8 Minuten laufen, 1 Minute gehen	27 Minuten: abwechselnd 8 Minuten laufen, 1 Minute gehen	27 Minuten: abwechselnd 8 Minuten laufen, 1 Minute gehen	27 Minuten: abwechselnd 8 Minuten laufen, 1 Minute gehen
Dienstag	30 Minuten: abwechselnd 5 Minuten laufen, 1 Minute gehen	33 Minuten: abwechselnd 10 Minuten laufen, 1 Minute gehen	33 Minuten: abwechselnd 10 Minuten laufen, 1 Minute gehen	33 Minuten: abwechselnd 10 Minuten laufen, 1 Minute gehen
Mittwoch	Laufpause	Laufpause	Laufpause	Laufpause
Donnerstag	30 Minuten: abwechselnd 5 Minuten laufen, 1 Minute gehen	30 Minuten: abwechselnd 5 Minuten laufen, 1 Minute gehen	30 Minuten: abwechselnd 5 Minuten laufen, 1 Minute gehen	30 Minuten: abwechselnd 5 Minuten laufen, 1 Minute gehen
Freitag	Laufpause	Laufpause	Laufpause	Laufpause
Samstag	51 Minuten: abwechselnd 15 Minuten laufen, 2 Minuten gehen	44 Minuten: abwechselnd 20 Minuten laufen, 2 Minuten gehen	30 Minuten laufen	5 km laufen
Sonntag	Laufpause	Laufpause	Laufpause	Laufpause

	WOCHE 13	WOCHE 14	WOCHE 15	WOCHE 16
Montag	33 Minuten: abwechselnd 10 Minuten laufen, 1 Minute gehen	33 Minuten: abwechselnd 10 Minuten laufen, 1 Minute gehen	32 Minuten: abwechselnd 15 Minuten laufen, 1 Minute gehen	32 Minuten: abwechselnd 15 Minuten laufen, 1 Minute gehen
Dienstag	36 Minuten: abwechselnd 12 Minuten laufen, 1 Minute gehen	25 Minuten laufen	30 Minuten laufen	30 Minuten laufen
Mittwoch	Laufpause	Laufpause	Laufpause	Laufpause
Donnerstag	27 Minuten: abwechselnd 8 Minuten laufen, 1 Minute gehen	33 Minuten: abwechselnd 10 Minuten laufen, 1 Minute gehen	42 Minuten: abwechselnd 20 Minuten laufen, 1 Minute gehen	32 Minuten: abwechselnd 15 Minuten laufen, 1 Minute gehen
Freitag	Laufpause	Laufpause	Laufpause	Laufpause
Samstag	40 Minuten laufen	60 Minuten laufen	53 Minuten laufen	10 km laufen
Sonntag	Laufpause	Laufpause	Laufpause	Laufpause

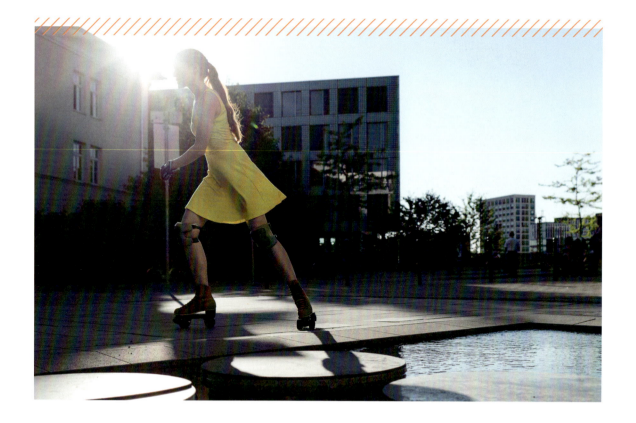

Weitere schöne Ausdauer- sportarten

Da Laufen die erste Ausdauersportart war, die ich konsequent betrieben habe und über die ich auch mit einigen Profisportlern gesprochen habe, bin ich darauf etwas detaillierter eingegangen. Wenn du aber nicht gerne läufst, gibt es noch viele andere Möglichkeiten, die Kondition zu trainieren. Auf den folgenden Seiten stelle ich dir unterschiedliche Sportarten vor, um dir Anregungen zu geben. Anhand dieser Informationen kannst du dir dein ganz persönliches Ausdauerprogramm zusammenstellen.

Der jeweils angegebene Kalorienverbrauch ist gerundet und kann je nach Intensität und Geschwindigkeit der Aktivität stark schwanken. Die angegebenen Werte sind für eine Frau mit 70 kg Körpergewicht berechnet.

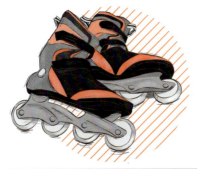

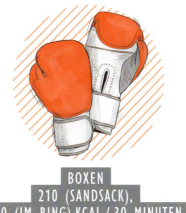

INLINESKATEN/ROLLSCHUHFAHREN
420 (INLINESKATES), 245 (ROLLSCHUHE)
KCAL / 30 MINUTEN

BOXEN
210 (SANDSACK),
420 (IM RING) KCAL / 30 MINUTEN

Rollschuhfahren ist genau wie Inlineskaten ein sehr dynamischer Sport: Man ist schnell und wendig und kann mit zunehmendem Können auch immer wieder neue Tricks ausprobieren, von Rückwärtsfahren über Drehungen bis zu kleinen Pirouetten oder Sprüngen. Die gleitenden Bewegungen sind schön und homogen und ohne allzu große Erschütterungen. Das ist vor allem für unsere Gelenke sehr schonend. Wie in unserer Jugend sollten wir auch als Erwachsene einfach mal wieder Spaß an der Bewegung (und an der Geschwindigkeit) verspüren.

▸ **Vorsicht:** Die Verletzungsgefahr ist hier relativ hoch! Immer eine komplette Schutzausrüstung tragen: Helm, Knieschoner, Handgelenkschoner, Ellbogenschoner.
▸ **Geeignet für** jedermann, auch für Übergewichtige, da die Gewichtsverlagerung von einem Bein zum anderen fließend geschieht und nie ein einzelnes Gelenk das ganze Körpergewicht tragen muss.
▸ **Trainiert** Unter-, Oberschenkel, Po und Tiefenmuskulatur im Rumpf, Koordination, Gleichgewichtssinn, Balance, Reaktionsfähigkeit und Kondition.
▸ **Schwierigkeit:** Kann man Rollschuhfahren / Inlineskaten schon seit der Kindheit, kommt man sehr schnell wieder in die Bewegungsabläufe hinein. Neulinge müssen etwas Geduld aufbringen und kleine Stürze in Kauf nehmen.
▸ **Intensität:** Mittel bis hoch

Boxen hat sich zu einer Fitnesssportart entwickelt, mit der sich auch viele Models in Form halten. Es trainiert mit intensiver, flinker Beinarbeit die Kondition, die Schnellkraft, die Koordination und viele Muskeln im ganzen Körper. Zusätzlich verbessert es das Reaktionsvermögen und die Schnelligkeit und hält somit aktiv und vital. Boxen kann man im Verein, mit einem Trainer, allein mit Boxsack oder beim Schattenboxen. Zumindest am Anfang sollte man sich die richtige Technik von einem Profi zeigen lassen. Es dauert ein wenig, bis man lernt, Arme, Beine, Drehungen und Bewegungen richtig zu koordinieren. Man muss also auf jeden Fall etwas Geduld mitbringen.

▸ **Geeignet für** jüngere, körperlich fitte Menschen, die keine Vorbelastungen und Verletzungen haben, und für alle, denen es nichts ausmacht, auch mal einen kleinen Kratzer oder einen blauen Fleck davonzutragen.
▸ **Trainiert** vor allem den Oberkörper, außerdem Beweglichkeit, Konzentration, Koordination und Schnelligkeit. Nicht zu unterschätzen: Auch die Reaktionsfähigkeit wird gefördert.
▸ **Schwierigkeit:** Boxen am Boxsack erlernt man schnell und man kann relativ bald selbstständig trainieren. Will man in den Ring steigen, braucht es sehr langes Training.
▸ **Intensität:** Sehr hoch, lässt sich aber je nach Fitnessniveau etwas regulieren

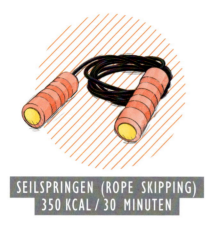

SEILSPRINGEN (ROPE SKIPPING)
350 KCAL / 30 MINUTEN

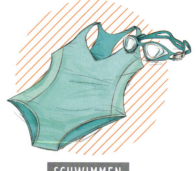

SCHWIMMEN
245–350 KCAL / 30 MINUTEN

Seilspringen kennen wir noch aus Kindheitstagen. Mittlerweile heißt es »Rope Skipping« und ist ein neuer Fitnesstrend. Das Praktische an dieser Sportart: Mehr als ein Springseil, das in jede Tasche passt, und ein bisschen Platz (und eventuell einen guten Sport-BH) braucht man dafür nicht. Man kann mit Sportschuhen springen, aber auch barfuß. Außerdem ist man wetterunabhängig.

Beim Seilspringen kann man die Intensität ganz individuell an die eigene Fitness anpassen. Man kann langsam oder superschnell springen, dabei die Arme kreuzen, einbeinig oder rückwärts oder ohne »Zwischenhopser« springen. Inzwischen gibt es sogar Wettbewerbe, bei denen mit richtigen Akrobatik-Einlagen seilgesprungen wird.

▶ *Geeignet für* Menschen, die keine Probleme mit ihren (Sprung-)Gelenken haben, nicht übergewichtig sind und keine sonstigen Beschwerden und Verletzungen in Knien, Gelenken und Muskeln haben.
▶ *Trainiert* Schnellkraft und Sprungkraft, Koordination, Beweglichkeit und den Gleichgewichtssinn, außerdem Bauch, Beine und Po.
▶ *Schwierigkeit:* Relativ einfach. Wenn man einige Jahre nicht mehr Seilgesprungen ist, muss man die Koordination wieder etwas einüben, aber das geht schnell.
▶ *Intensität:* Einfach zu regulieren, von leicht bis durchaus sehr anspruchsvoll

Beim Schwimmen begibt man sich in ein anderes Element. Das macht diese Sportart zu etwas ganz Besonderem. Durch die Wasserdichte führen wir unsere Bewegungen mit einem höheren Widerstand und langsamer aus. Man kann trainieren, ohne hektische Bewegungen zu machen. Zum einen sinkt so das Verletzungsrisiko, zum anderen ist Schwimmen dadurch eine wunderbar »meditative« Sportart.

Der Gleichgewichtssinn wird dabei genauso trainiert wie die Koordination. Der höhere Widerstand im Wasser nimmt uns unser Körpergewicht zu einem großen Teil ab. Wir fühlen uns leichter und Übergewicht fällt nicht so sehr zur Last wie bei anderen Sportarten. Wenn man seinen Schwimmstil und das Tempo variiert, kann man auch die Eintönigkeit umgehen, die auftreten kann, wenn man im Becken allein seine Bahnen zieht.

▶ *Geeignet für* fast alle Menschen, vor allem für übergewichtige, da man durch den Auftrieb des Wassers nur noch ein Siebtel des eigenen Körpergewichts hat.
▶ *Trainiert* die gesamten Muskeln des Körpers und das Herz-Kreislauf-System; der Stoffwechsel wird durch den Temperaturunterschied angeregt.
▶ *Schwierigkeit:* Für den Anfang reicht das Schwimmen, das wir in der Schule gelernt haben. Mit der Zeit kann man an seiner Technik feilen und neue Schwimmstile erlernen.
▶ *Intensität:* Mittel

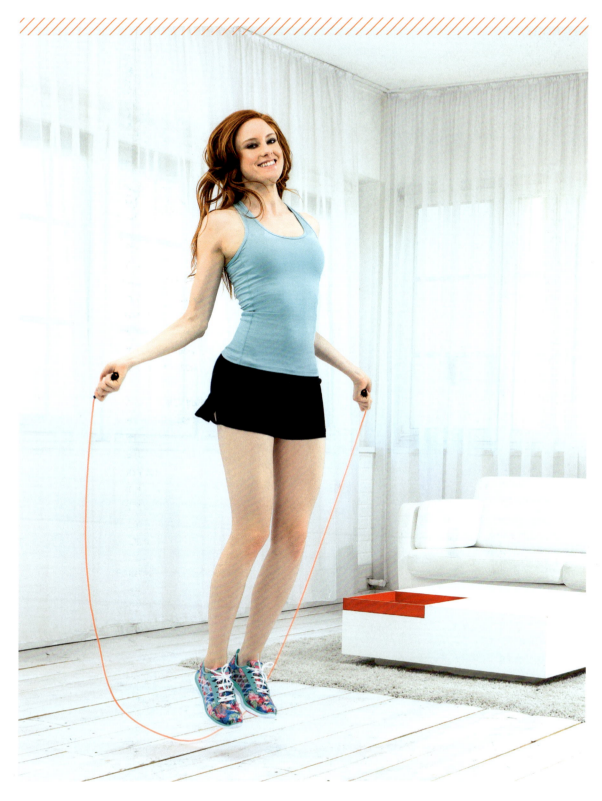

Sport treiben für den

Verbrauch von 100 Kilokalorien

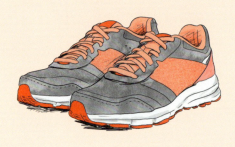

▸ **Laufen**	**8,72 Minuten**
▸ **Inlineskaten**	**9,67 Minuten**
▸ **Boxen**	**10,72 Minuten**
▸ **Seilspringen**	**8,57 Minuten**
▸ **Schwimmen**	**10,40 Minuten**
▸ **Stand-up-Paddling**	**11,11 Minuten**
▸ **Tennis**	**10,72 Minuten**
▸ **Bergwandern**	**12,24 Minuten**
▸ **Walking**	**14,20 Minuten**
▸ **Radfahren**	**11,43 Minuten**

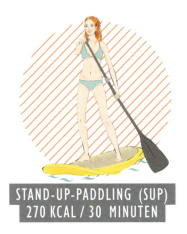

STAND-UP-PADDLING (SUP)
270 KCAL / 30 MINUTEN

Bei dieser Trendsportart steht man auf einem übergroßen, kippstabilen Surfbrett und bewegt sich mithilfe eines Paddels vorwärts. Im Gegensatz zum Windsurfen betreibt man das SUP auf einem ruhigen Gewässer. Mittlerweile gibt es an vielen deutschen Seen Anbieter, die die Ausrüstung verleihen oder Kurse geben.

Das Schöne an dieser Sportart: Man hat eine wundervolle Verbindung zum Wasser und zur Natur. Trotz sportlicher Betätigung kann man richtig abschalten und fast schon meditativ über den See gleiten.

Weil man auf dem Board die Balance halten muss, werden alle Muskeln des Körpers in einer Einheit trainiert. Beine, Po und vor allem auch Bauch und Taille werden gekräftigt, das Paddeln trainiert zusätzlich die Arme. Außerdem verbessert man die Koordination und die Körperspannung, denn man muss auf dem Brett die Balance halten.

- ▸ **Vorsicht:** Nicht zu weit auf offenes Gewässer hinauspaddeln und vor allem: Immer schön mit Sonnencreme eincremen!
- ▸ **Geeignet für** alle Altersgruppen. Voraussetzung ist aber, dass man gut schwimmen kann.
- ▸ **Trainiert** Arme, Taille, Beine, Po und den Bauch sowie den Gleichgewichtssinn; außerdem verbessert es die Körperspannung.
- ▸ **Schwierigkeit:** Relativ einfach zu erlernen und man hat nach kürzester Zeit schon Spaß dabei.
- ▸ **Intensität:** Gering bis mittel

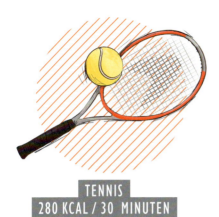

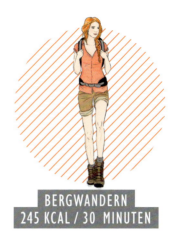

TENNIS
280 KCAL / 30 MINUTEN

BERGWANDERN
245 KCAL / 30 MINUTEN

Tennis ist in den letzten Jahren etwas aus den Medien verschwunden, bei Freizeitsportlern aber unverändert beliebt. Es trainiert neben der Balltechnik viele zusätzliche Fähigkeiten wie Konzentration, Koordination, Reaktionsvermögen und Beweglichkeit. Das Tolle am Tennis ist, dass die Bewegungen bei jedem Schlag ein klein wenig anders sind, man nie in einem Bewegungsablauf verharrt und auch das Tempo variiert.

Außerdem ist es ein Sport, den man mit einem Partner spielt und der eine gute Spieltaktik erfordert. Man sollte seine Stärken ebenso gut kennen wie die Schwächen des anderen. Wer Spaß am Spiel hat und sich dadurch motiviert, dass er unbedingt gewinnen will, hat hier eine wunderbare Art des Ausdauertrainings gefunden.

▸ *Vorsicht:* Die spontanen Richtungswechsel bergen Verletzungsgefahr. Zusätzlich immer gut aufwärmen und Kräftigungsübungen machen.
▸ *Geeignet für* Menschen unterschiedlichsten Alters, die jedoch keine Vorverletzungen oder chronischen Erkrankungen haben sollten.
▸ *Trainiert* Konzentration, Arme, Schultern und Beine sowie Schnelligkeit und Schnellkraft.
▸ *Schwierigkeit:* Den Ball zu treffen und die Schlagtechnik zu erlernen dauert eine Zeit lang. Ein Lehrer ist auf jeden Fall nötig.
▸ *Intensität:* Für Anfänger noch eher gering, je nach Erfahrung und Professionalität kann sie sehr hoch sein.

Für mich persönlich ist das eine der wundervollsten Arten, den Körper zu trainieren. Bei keiner anderen Sportart ist man der Natur so nah und dem Alltagsstress so fern wie beim Bergwandern. Zum einen konzentriert man sich auf jeden Schritt, um nicht zu stolpern. Zum anderen sind alle technischen Geräte, die ständig bedient werden wollen, weit weg. Man gibt sich voll und ganz der Natur hin, erlebt verschiedene Untergründe und Temperaturen und die Lungen werden wieder einmal mit reinem Sauerstoff durchflutet. Hat man die Spitze eines Berges erklommen, wird man mit einem unglaublichen Glücksgefühl belohnt.

▸ *Vorsicht:* Entweder mit erfahrenem Bergführer bzw. in Wandergruppen loswandern oder sich vorher ausgiebig über die richtige Strecke informieren. Man kann sehr schnell die Orientierung verlieren. Passendes Schuhwerk tragen und immer eine Karte mitführen. Keinen zu langen Weg wählen und vor allem die Kräfte richtig einteilen: Sie müssen auch noch für die (vielen) Stunden des Abstiegs reichen.
▸ *Geeignet für* jeden, der körperlich fit für Auf- und Abstieg ist und in der Höhe keine Kreislaufprobleme bekommt.
▸ *Trainiert* Beinmuskeln und Waden. Außerdem wird die Konzentration trainiert, Stress abgebaut und das Herz-Kreislauf-System gestärkt.
▸ *Schwierigkeit:* Hängt von der Route ab; wähle eine, die den Körper angemessen fordert.
▸ *Intensität:* Gut regulierbar

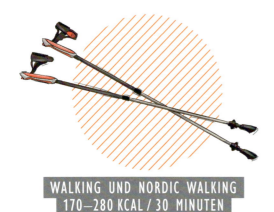

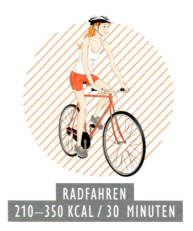

WALKING UND NORDIC WALKING
170–280 KCAL / 30 MINUTEN

RADFAHREN
210–350 KCAL / 30 MINUTEN

Walking ist der ideale Einsteigersport. Man muss keinen neuen Bewegungsablauf erlernen und im Gegensatz zum Laufen fehlt beim Walking die »Flugphase«. Es bleibt also immer ein Fuß auf dem Boden. Das schont die Gelenke und man spürt das eigene Körpergewicht weniger als beim Laufen. Walken kann man allein oder in einer Gruppe. Während des Walkens kann man sich gut unterhalten. Das macht es zu einer sehr kommunikativen Art, die Kondition zu trainieren.

Beim Nordic Walking muss man anfangs etwas üben, um die Stöcke richtig einzusetzen, und die richtige Technik erlernen, um die Gelenke nicht falsch zu belasten. Hat man sich das einmal erklären lassen, kann man auch schon loslegen und mit den Stöcken den Muskeln in Armen und Schultern einen zusätzlichen Kick geben. Je fitter man wird, umso kraftvoller kann man die Bewegung ausführen.

▶ **Geeignet für** jeden, vor allem für untrainierte oder übergewichtige Menschen.
▶ **Trainiert** bis zu 90 Prozent der Muskulatur und löst Verspannungen im Schulter- und Nackenbereich, hilft Stress abzubauen und stärkt die Venen.
▶ **Schwierigkeit:** Mit dem Walken kann man sofort und ohne Vorkenntnisse anfangen. Will man Stöcke dazunehmen, braucht man eine kurze Eingewöhnungsphase.
▶ **Intensität:** Gering. Walking und Nordic Walking sind der beste Einstieg in den Ausdauersport.

Das Fahrrad ist eines der beliebtesten Geräte für Ausdauertraining. Man kann das Training ganz einfach in den Alltag einbauen – auf dem Weg zur Arbeit, zum Einkaufen oder um Auto und Bus zu vermeiden. Viele fahren aber auch einfach nur aus Spaß und um in der Natur und an der frischen Luft zu sein.

Ohne übermäßige Anstrengung kann man beim Radfahren mehrere Stunden am Stück aktiv sein. Und das auf die unterschiedlichsten Arten: im Fitnessstudio oder zu Hause auf Fitnessgeräten, mit einem City-Bike, einem gemütlichen Cruise-Fahrrad, mit dem Mountainbike oder Trekkingrad. So kann jeder diesen Sport so betreiben, wie er es am liebsten mag.

▶ **Achtung:** Immer einen Helm tragen!
▶ **Geeignet für** jedes Lebensalter; nach Rücksprache mit einem Arzt auch für Menschen mit Gelenkbeschwerden oder als Rehabilitation nach Verletzungen.
▶ **Nicht geeignet für** Menschen mit Schwindel- und Gleichgewichtsstörungen (in diesem Fall lieber auf einem Heimtrainer trainieren).
▶ **Trainiert** Po, Unter- und Oberschenkel. Zusätzlich werden Herz und Kreislauf aktiviert, der Stoffwechsel wird angekurbelt und der Gleichgewichtssinn wird trainiert.
▶ **Schwierigkeit:** Keine, wenn man Radfahren als Kind gelernt hat.
▶ **Intensität:** Jede Intensität möglich

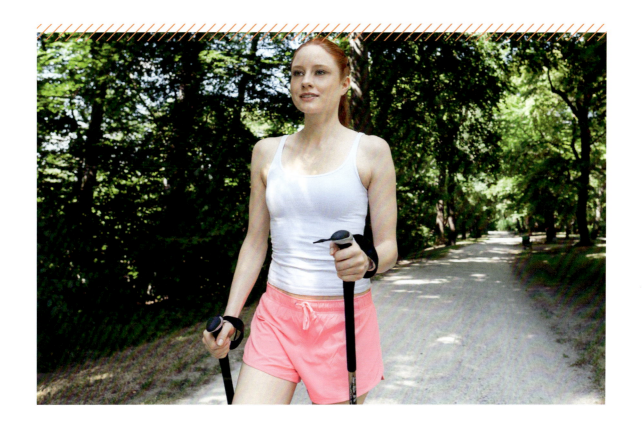

Die wichtigsten Fakten zu den Ausdauersportarten auf einen Blick

Sportart	Kalorienverbrauch	Verletzungsrisiko	Action-Faktor	Schwierigkeit
Laufen	▶ ▶ ▶	▶ ▶	▶	▶
Inlineskaten	▶ ▶ ▶	▶ ▶ ▶	▶ ▶ ▶	▶ ▶
Boxen	▶ ▶	▶ ▶ ▶	▶ ▶ ▶	▶ ▶ ▶
Seilspringen	▶ ▶ ▶	▶	▶ ▶	▶
Schwimmen	▶ ▶	▶	▶	▶
SUP	▶	▶	▶ ▶	▶ ▶
Tennis	▶ ▶	▶ ▶	▶ ▶	▶ ▶ ▶
Bergwandern	▶	▶	▶ ▶	▶ ▶
Walking	▶	▶	▶	▶
Radfahren	▶	▶ ▶	▶	▶

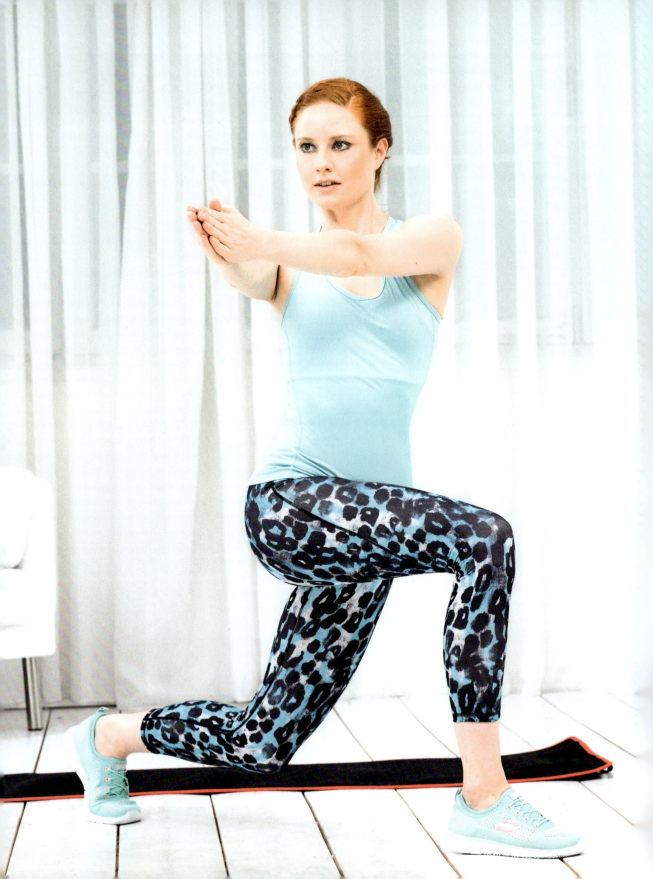

Der Feinschliff zum Modellieren des Körpers

Effekte des Krafttrainings

Die Grundlage für einen schlankeren und gesünderen Körper haben wir mit genügend Bewegung schon gelegt. Als »Sahnehäubchen« haben wir nun aber noch die Möglichkeit, unseren Körper mithilfe definierter Muskeln genau so zu modellieren, wie wir ihn haben möchten. Beim Definieren der Muskeln geht es um die Ästhetik, zugleich helfen uns die Muskeln natürlich auch, körperlich und psychisch stark zu sein.

Muskeln auszubilden ist gar nicht so schwer, wie man vielleicht denkt. Ich finde es toll, Muskeln zu haben. Zu meiner Zeit als Topmodel hat meine Waage zwar in etwa dasselbe angezeigt wie jetzt, aber ich hatte keine Kraft. Zwischen Haut und Knochen war höchstens Fett. Die Muskeln hatten diesen Namen nicht wirklich verdient. Heute könnte ich mir das gar nicht mehr vorstellen. Ich mag es, wenn meine Schultern eine schöne Form haben und sich beim richtigen Lichteinfall meine Bauchmuskeln abzeichnen.

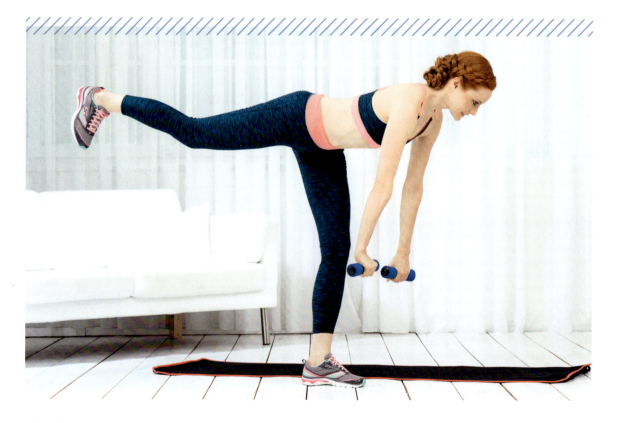

Muskeln fühlen sich nicht nur gut an, wenn man sich prüfend mit dem Finger in den Bauch piekst, sie verändern auch das Aussehen. Eine trainierte Frau mit Kleidergröße 38 hat ein ganz anderes Erscheinungsbild als eine Frau mit der gleichen Größe, die kaum Muskeln hat.

Wenn du mehr trainierst, wirst du feststellen, dass du auf deine Mitmenschen anders wirkst. Wir verbinden nämlich mit Muskeln automatisch gewisse Charaktereigenschaften wie Disziplin, Stärke, Selbstbewusstsein, Willenskraft, aber auch Liebe zum eigenen Körper. Das lässt die Menschen anders auf dich reagieren. Vielleicht nehmen sie dich ein wenig ernster, weil sie denken, du lässt dir nicht alles gefallen, oder sie fühlen sich von dir angezogen, weil sie sehen, dass du mit deinem Körper im Reinen bist. Unbewusst wirkt es sexy, wenn man mit seinem Aussehen zeigt: Ich kümmere mich um meinen Körper und bin stark genug, um den Alltag zu meistern.

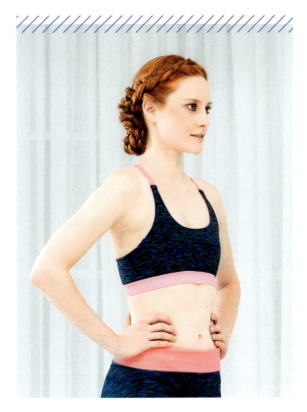

Muskeln schenken Selbstsicherheit

Folgendes hat mir in New York einmal ein Crossfit-Trainer erklärt: »Ich mache Krafttraining, um auf alles vorbereitet zu sein, was im Leben auf mich zukommen kann und von dem ich jetzt noch nichts weiß.« Viele Aufgaben, die das Leben einem stellt, kann man besser meistern, wenn man mehr Kraft hat.

```
   Das Wissen, Herausforderungen
   des Alltags allein meistern zu
können, gibt einem ein unglaubliches
           Selbstvertrauen.
```

Das fängt bei banalen Dingen an, steigert sich aber bis zu Extremsituationen: Man kann im Zug einer alten Dame helfen, ihren Koffer in der Gepäckablage zu verstauen, oder ganz allein einen Getränkekasten in den vierten Stock tragen. Man kann sich aber auch in einer Gefahrensituation besser helfen.

Es kann so viel Unvorhergesehenes passieren, bei dem es hilft Kraft zu haben. Dies zu wissen schenkt einem Selbstvertrauen und so trainiert man mit Krafttraining definitiv auch den Charakter.

Körper und Gefühle sind eine Einheit

Ich glaube daran, dass sich die innere Haltung (die Gefühlswelt) auf die äußere (Körper-)Haltung auswirkt. Genauso glaube ich an den umgekehrten Fall: Die Körperhaltung wirkt sich auch auf unsere Gefühle aus.

Diesen Effekt konnte ich oft bei Fotoshootings feststellen. Wenn ich z. B. für ein körperbetontes Shooting sinnliche Gedanken hatte, nahm mein Körper von sich aus eine andere Haltung ein, als wenn ich cool und lässig »dachte«. Ein gutes Foto entsteht erst mal im Kopf. Man beginnt nicht mit einer bestimmten Pose, sondern mit einer mentalen Einstellung. Man muss sich auf die Situation einlassen und sich in einen gewissen Gefühlszustand bringen. Danach ziehen die Gedanken den Körper mit und entscheiden, ob man verkrampft und zusammengekauert oder offen und frei steht.

Genau diesen Zusammenhang zwischen dem Körper und den Gefühlen nutzen wir beim Krafttraining aus. Wir stärken unseren Körper und damit auch uns, unser Selbstbewusstsein und unseren Mut, auf das Leben zuzugehen.

Muskeln verbrauchen Kalorien

Wir wissen es eh schon alle, aber der Vollständigkeit halber erwähne ich hier noch einen kleinen, aber nicht unwichtigen Fakt: Muskeln verbrennen im Ruhezustand Kalorien. Pro Kilo Muskeln sind das ungefähr 100 Kilokalorien pro Tag. So kannst du dir schnell ausrechnen, dass jedes Kilo Muskeln dir über ein paar Monate hinweg auch hilft, das eine oder andere Kilo Fett loszuwerden. Und das im Ruhezustand! Rein theoretisch verbrennt ein Kilo Muskeln demnach 700 Kilokalorien pro Woche. In zehn Wochen hättest du genau die 7000 Kilokalorien verbrannt, die man braucht, um ein Kilo Fett abzunehmen. Und das, obwohl du in dieser Zeit ganz normal gegessen hast.

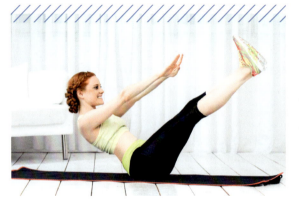

Ich finde, Kalorienverbrennen sollte beim Training bei Weitem nicht das Wichtigste sein, aber als kleine Motivationshilfe ist es sicherlich nicht schlecht, diese Tatsache im Hinterkopf zu behalten.

DAS TRAINING

Einen definierteren Körper zu bekommen ist kein unerreichbares Ziel. Aber man muss dafür etwas tun, nicht unendlich viel, aber regelmäßig. Ohne Grund und Notwendigkeit tut unser Körper erst mal gar nichts. Er würde nie Muskeln aufbauen, ohne sie zu brauchen, nur weil sie gut aussehen. Wir mögen ja so denken, unser Körper aber nicht. Er ist nur auf Funktionalität ausgelegt. Wenn er allerdings regelmäßig einer Belastung ausgesetzt wird, fängt er durchaus an, seine Muskeln, Sehnen, den Kreislauf etc. darauf einzustellen. Wichtig ist hier das Wort »regelmäßig«, denn wenn du zwei Tage hintereinander bis zum Umfallen trainierst und die nächste Trainingseinheit erst drei Wochen später folgt, funktioniert der Muskelaufbau leider nicht wirklich.

Wenn du mit dem Muskelaufbau gerade erst anfängst, solltest du alle Übungen in einem für dich angenehmen Tempo machen, bei dem du die Übungen noch sauber ausführen kannst. Gerade am Anfang ist es wichtig, die Bewegungsabläufe korrekt einzustudieren.

Ich habe dir auf den folgenden Seiten meine Lieblingsübungen zusammengestellt, für die man keine spezielle Ausrüstung und auch meistens nicht viel Platz braucht.

Habe Geduld

Vor dem Training habe ich eine Bitte an dich: Sei geduldig mit dir! Es braucht Zeit, seinem Körper eine neue Form zu geben und ihn neu zu definieren. Er hat ja auch lange gebraucht, um seine jetzige Gestalt anzunehmen. Du wirst mehr als nur ein paar Stunden oder Tage brauchen, um ihn zu verändern.

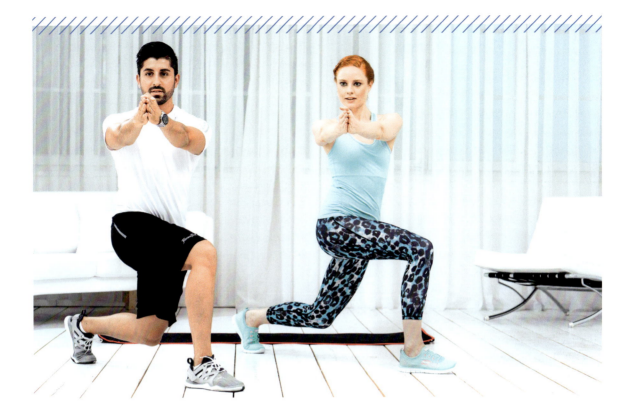

Die kurzfristigen Glücksmomente spürst du sofort, wenn sich dein Körper nach dem Training richtig gut anfühlt. Die langfristigen Erfolge erntest du nach und nach.

Bitte beachte:
- Führe alle Übungen mit Sportschuhen oder barfuß aus, nicht mit rutschigen Socken.
- Lege bei Übungen, die man auf dem Boden ausführt, eine Matte oder ein Handtuch unter.
- Wenn ein Stuhl oder ein sonstiger Gegenstand, z. B. zum Festhalten, benötigt wird, stelle sicher, dass er nicht nachgeben oder wegrutschen kann.
- Sobald du irgendwo Schmerzen spürst, die über ein normales Trainieren des Muskels hinausgehen, führe die Übung nicht weiter aus.

Wenn du körperliche Einschränkungen oder sonstige Bedenken hast, frage vorher einen Arzt oder Trainer, welche der Übungen für dich geeignet sind.

DEIN 15-MINUTEN-WORK-OUT

Da »ich habe keine Zeit« eine der häufigsten Ausreden ist, um nicht trainieren zu müssen, habe ich zusammen mit meinem Trainer Abdul Qudsi von Fitness First ein 15-Minuten-Trainingsprogramm für dich zusammengestellt, das du jederzeit und überall machen kannst.

15 Minuten Training kann man in jeden Tagesablauf einbauen, sei es, dass man sich seinen Wecker früher stellt oder man sich gleich nach der Arbeit in ein Trainingsoutfit wirft und sich diese Viertelstunde Zeit nimmt, bevor man zu Abend isst.

Alle Übungen kannst du ohne Geräte machen. Also ist auch das keine Ausrede mehr. Einzige Ausnahme: Für einige Übungen brauchst du leichte Gewichte. Wenn du keine Hanteln zu Hause hast, nimmst du stattdessen einfach kleine gefüllte Wasserflaschen.

Der Aufbau
deiner Trainingseinheiten

Bei unserem Training stehen die Grundbewegungs-muster im Mittelpunkt. Das Programm beginnt mit einem Warm-up, das die Gelenke, die durch unser vieles Rumsitzen langsam, aber sicher einrosten, ein wenig mobilisiert. Wir lockern z. B. mit dem Beinschwingen den Hüftbeuger, der aufgrund von langem Sitzen oft »verhärtet« und unflexibel ist. Mit den täglichen Lockerungsübungen können wir unseren sexy Hüftschwung wieder zurückbekommen. Beweglichkeit in der Hüfte braucht man natürlich auch, um elegant auf hohen Schuhen zu laufen. Die Frauen, die auf High Heels eher staksen, könnten mit den richtigen Übungen im Nu lernen, grazil durch die Gegend zu schweben.

Intensives
Belastungstraining

Auf das Warm-up folgt ein sehr intensives 5-minütiges Programm, in dem sich 20 Sekunden Belastung immer mit 20 Sekunden Pause abwechseln. Genauso viel Pause wie Arbeit, das klingt erst mal sehr entspannt. Ist es aber nicht, denn in den 20 Sekunden sollst du so viele Wiederholungen machen, wie du kannst. Vor allem sollst du sie superintensiv und zügig ausführen, also nicht halbherzig. In den 20 Sekunden sollst du bis an deine Grenze gehen und dir die 20 Sekunden Pause richtig verdienen.

Das Schöne an diesem Training ist, dass es sich dem Fitnesslevel jeder Frau anpasst. Sportliche Frauen schaffen in den 20 Sekunden sehr viele Wiederholungen; wer weniger fit ist, macht sicher weniger Wiederholungen. Aber alle können in diesen 20 Sekunden an ihre Grenzen gehen. Wichtig ist, die Bewegungen immer sauber auszuführen. Schon nach einigen Tagen wirst du eine deutliche Verbesserung spüren. Es macht richtig Spaß, wenn man merkt, wie man seine Grenzen verschiebt.

Die Belastungszeit beträgt in den ersten beiden Wochen 20 Sekunden. Danach erhöht sie sich mit jeder Woche um 5 Sekunden. Wenn dir die 20 Sekunden zu wenig sind, kannst du die Zeit natürlich auch schon früher erhöhen und deinen Bedürfnissen individuell anpassen.

Mit dem 5-Minuten-Krafttraining trainierst du vor allem das Zusammenspiel verschiedener Muskeln. Es ist wichtig, dass man einzelne Muskeln nicht immer isoliert trainiert, denn in unserem Körper arbeiten bei jeder Bewegung mehrere Muskelgruppen zusammen. Es hilft nichts, wenn ein Muskel stark, sein »Nachbar« aber kraftlos ist.

Modellieren einzelner
Körperpartien

Bis zu diesem Punkt bereitest du deinen Körper auf alle Beanspruchungen, die auf ihn zukommen können, vor. Um dir aber auch ästhetisch ansprechende Muskeln zu verschaffen, steht im Anschluss jeden Tag ein anderes 4-minütiges Spezialtraining auf dem Plan, bei dem du dich auf einen Körperteil (Bauch, Beine, Arme oder Po) konzentrierst und mit ihm vier verschiedene Übungen machst. Die Übungen, die ich dir dafür vorschlage, kannst du gerne auch variieren. Wenn dir eine Übung nicht gefällt, tauschst du sie einfach gegen eine andere aus demselben Kapitel aus.

+ 1 Extraminute

In den 15 Minuten hast du alles getan, damit dein Körper fit, leistungsfähig und schön wird. Gönne dir nach jedem Work-out eine Minute, in der du dich auf den Boden setzt oder legst und in dich hineinhörst. Spüre, wie du kräftiger geworden bist und deine Muskeln gefordert und geformt hast. Genieße es und sei stolz darauf, wie toll du das Programm gemeistert hast. Dieser Moment ist als Abschluss einer Trainingseinheit superwichtig, um sich mit seinem Körper zu verbinden und sich gestärkt zu fühlen.

Trainingspläne

**WARM-UP
6 MINUTEN**

Beinschwingen vorwärts/rückwärts (Seite 105)	15-mal pro Seite	
Beinschwingen seitlich (Seite 105)	15-mal pro Seite	
Standwaage (Seite 106)	10-mal pro Seite	
Sumo-Handwalk mit Push-up (Seite 106)	8-mal	
Rumpfdrehen mit Ausfallschritt (Seite 107)	8-mal pro Seite	

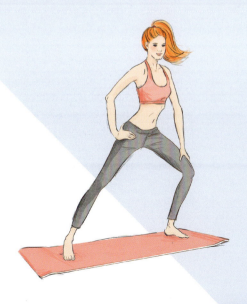

Unterarmstütz (Seite 109)	20 Sek.	
Pause	20 Sek.	
Gerader Crunch mit gestreckten Armen (Seite 109)	20 Sek.	
Pause	20 Sek.	
Sumo-Kniebeuge mit diagonalem Punch (Seite 110)	20 Sek.	
Pause	20 Sek.	
Kniehebelauf (Seite 110)	20 Sek.	
Pause	20 Sek.	
Trizepsdrücken im Liegestütz (Seite 111)	20 Sek.	
Pause	20 Sek.	
Rückenstrecken im Stehen (Seite 112)	20 Sek.	
Pause	20 Sek.	
Brücke (Seite 112)	20 Sek.	
Pause	20 Sek.	
Burpee (Seite 113)	20 Sek.	

Montag: Bauch

Rumpfdrehen (Seite 117)	20-mal pro Seite
Diagonaler Crunch (Seite 119)	15-mal pro Seite
Hüftheben (Seite 115)	10-mal
V-up (Seite 116)	5-mal

Dienstag: Beine

Einbeinige Kniebeuge (Seite 126)	10-mal pro Seite
Seitliches Beinheben I (Seite 122)	20-mal pro Seite
Wall-sit (Seite 121)	20 Sekunden
Einbeiniges Kreuzheben (Seite 125)	15-mal pro Seite

Donnerstag: Arme

Liegestütz (Seite 129)	10-mal
Trizeps-Push (Seite 132)	15-mal
Bizeps-Curl (Seite 131)	20-mal
Trizeps-Dip (Seite 129)	10-mal

Freitag: Po

Brücke mit Knieheben (Seite 138)	10-mal pro Seite
Lunge (Seite 137)	8-mal pro Seite
Kickback (Seite 136)	15-mal pro Seite
Beinschwingen (Seite 139)	10-mal pro Seite

Barbaras Tipp

Natürlich kannst du die Übungen so auf deine Woche verteilen, wie es dir gut passt. Gönne dir an den anderen Tagen eine Pause!

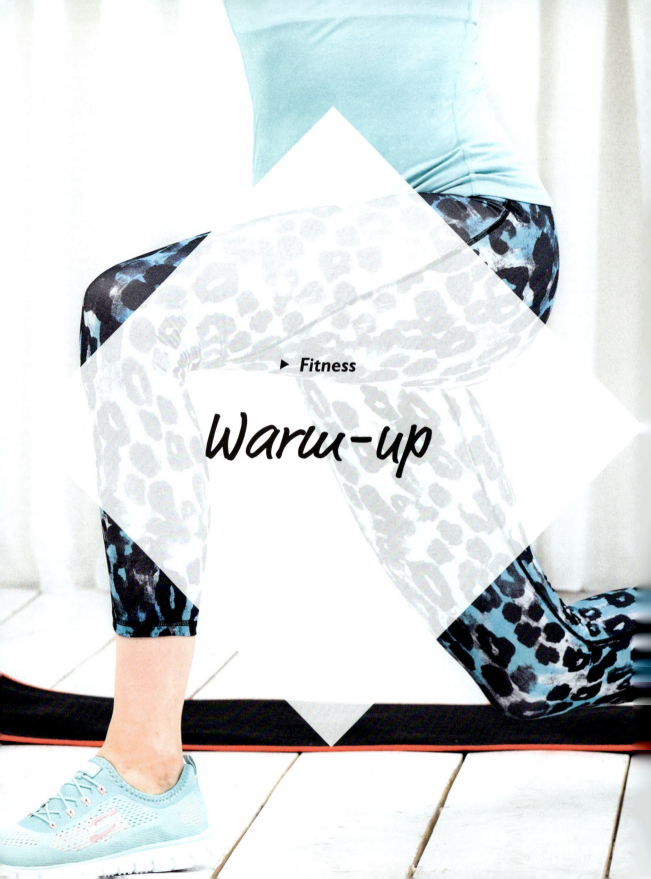

▶ Fitness

Warm-up

Beinschwingen, seitlich

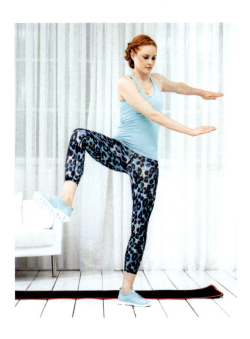

Beinschwingen, vorwärts / rückwärts

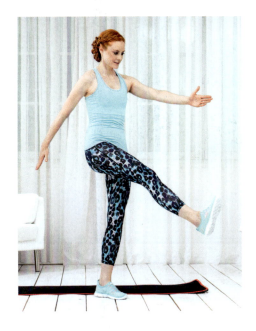

Aufrecht stehen. Das rechte Bein nach rechts außen schwingen. Dabei das Knie beugen und heben. Anschließend das Bein durchstrecken, vor dem Körper vorbeiführen und das Knie auf der linken Seite wieder beugen und möglichst weit heben. In gleicher Weise zurück zur rechten Seite schwingen.

Aufrecht stehen und mit den Augen während der ganzen Übung einen Punkt fixieren, um das Gleichgewicht zu halten. Mit einem Bein möglichst weit nach vorn und hinten pendeln. Dabei die Arme seitlich am Körper mitführen, um die Bewegung auszugleichen: Während das rechte Bein nach vorn schwingt, schwingt der rechte Arm nach hinten und der linke Arm nach vorn. Wie angegeben wiederholen, dann die Seiten wechseln.

Barbaras Tipp

Wenn es dir schwerfällt, das Gleichgewicht zu halten, kannst du die Übung vor einer Wand stehend ausführen und dich mit beiden Händen an der Wand abstützen.

Standwaage

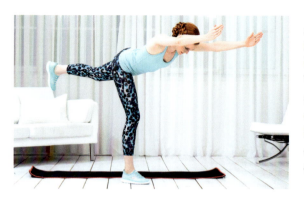

Aufrecht stehen. Den Oberkörper langsam vorbeugen, gleichzeitig das linke Bein auf Hüfthöhe heben und nach hinten strecken. Die Arme in Verlängerung des Oberkörpers nach vorn strecken. Oberkörper, Arme und Bein bilden nun eine gerade Linie. Die Position einige Sekunden halten, dann langsam und kontrolliert wieder in die Ausgangsposition zurückkehren. Wiederholen, dann die Seiten wechseln.

Sumo-Handwalk mit Push-up

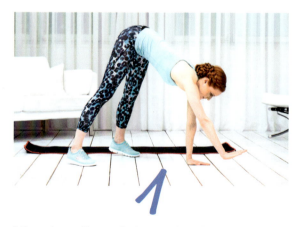

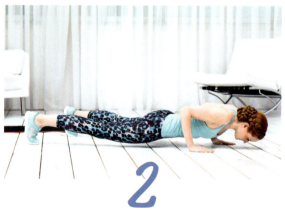

Mit weit geöffneten Beinen stehen. Die Hände schulterbreit auf dem Boden absetzen und mit den Händen nach vorn gehen bis in den Liegestütz.

Einen Liegestütz ausführen, dann mit den Händen schrittweise zurückgehen. Wieder aufrichten. Wenn dir der Liegestütz Mühe macht, kannst du dich dabei mit den Knien auf dem Boden abstützen.

Rumpfdrehen mit Ausfallschritt

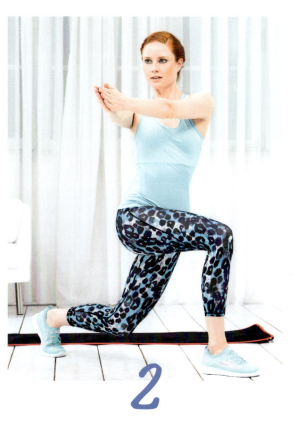

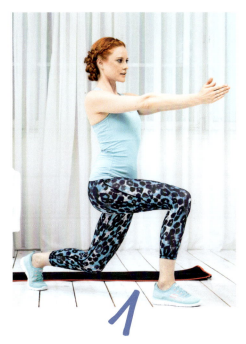

Aufrecht hinstellen und die Arme mit aneinander-
gelegten Handflächen nach vorn strecken. Das
rechte Bein einen großen Schritt nach vorn setzen,
den Oberschenkel parallel zum Boden halten und
das Knie im rechten Winkel beugen, sodass es sich
über dem Knöchel befindet. Den linken Fuß auf
die Zehenspitzen stellen, das linke Knie ist knapp
über dem Boden.

Nun den Rumpf mit den gestreckten Armen
nach rechts drehen. Die Position einige Sekunden
halten und anschließend mit der Kraft des Ober-
schenkels in die Ausgangsposition zurückkommen.
Im Wechsel mit beiden Seiten wiederholen.

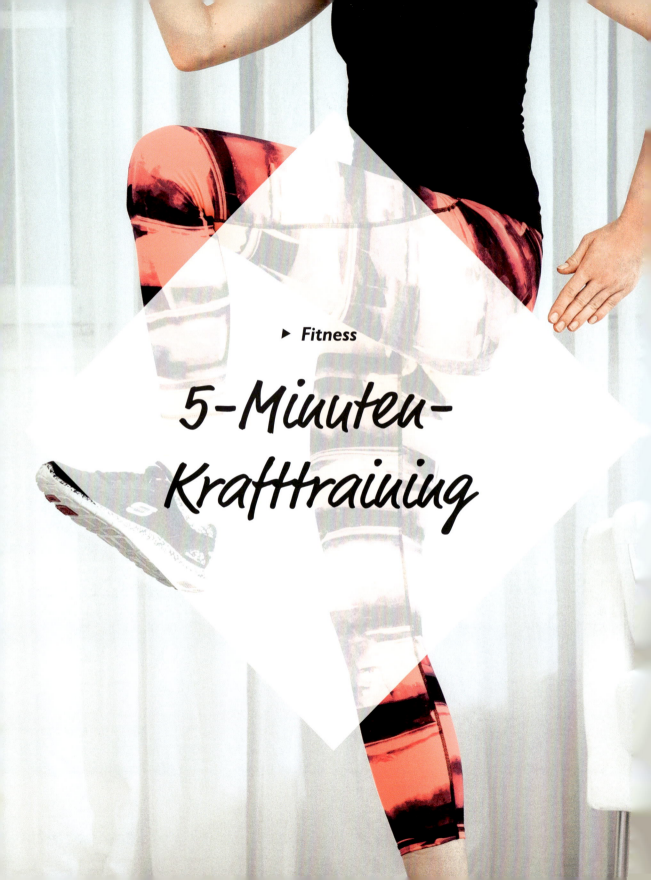

▶ **Fitness**

5-Minuten-Krafttraining

Unterarmstütz

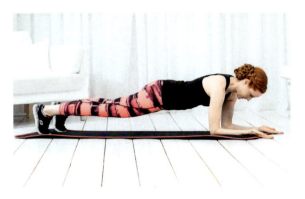

Auf den Boden knien, die Unterarme mit den Handflächen nach oben auf dem Boden ablegen, sodass sich die Ellbogen unter den Schultern befinden. Den Blick auf den Boden richten. Nun die Beine nach hinten ausstrecken, die Füße hüftbreit öffnen und nur die Fußballen aufstellen. Den Körper vom Kopf bis zu den Füßen in einer geraden Linie halten, Po und Hüften nicht anheben. Die Bauchmuskeln anspannen. Diese Position halten.

Gerader Crunch mit gestreckten Armen

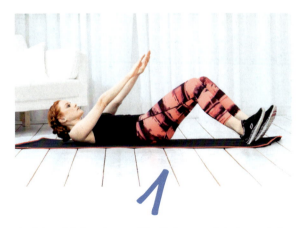

1

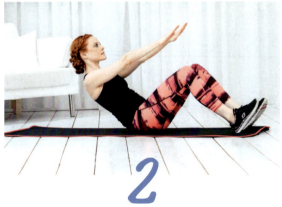

2

Auf den Rücken legen. Die Beine anwinkeln und die Füße etwa hüftbreit mit den Fersen aufstellen. Kopf und Schultern leicht heben und die Arme parallel zu den Oberschenkeln nach oben strecken.

Kopf, Schultern und Brust anheben und Richtung Knie führen. Anschließend den Oberkörper wieder senken, Kopf und Schultern aber nicht ablegen.

Sumo-Kniebeuge mit diagonalem Punch

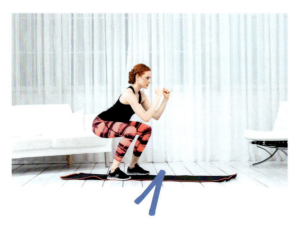

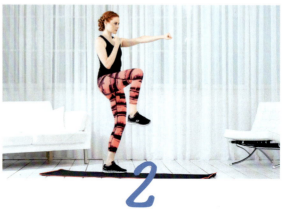

Etwas breiter als hüftbreit aufstellen und die Knie beugen. Die Hände wie beim Boxen zu Fäusten ballen und mit den Handrücken nach außen vor das Gesicht halten.

Die Beine strecken, das rechte Knie hochziehen, gleichzeitig die linke Faust nach vorn strecken und den Handrücken nach oben drehen. Anschließend den rechten Fuß wieder absetzen, die Knie beugen und die Faust beim Zurückziehen wieder in die Ausgangsposition drehen. Arme und Knie im Wechsel der Seiten hochziehen und strecken.

Kniehebelauf

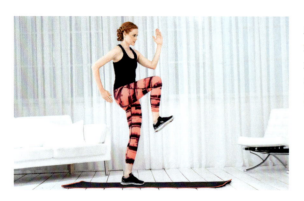

Aus dem aufrechten Stand beginnen, auf der Stelle zu laufen. Dabei die Knie möglichst weit hochziehen. Die Arme wie beim Laufen gegengleich dynamisch und kraftvoll mit nach oben nehmen. Die Arme sind dabei angewinkelt.

Trizepsdrücken im Liegestütz

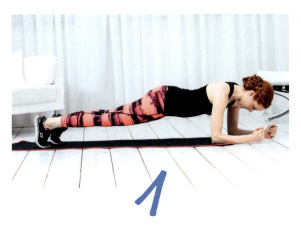

1

Dieselbe Ausgangsposition einnehmen wie für den Unterarmstütz (siehe Seite 109), die Bauchmuskulatur kräftig anspannen.

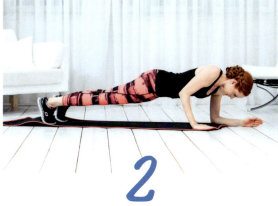

2

Nun die rechte Hand an die Stelle setzen, wo der rechte Ellbogen lag, und den Arm strecken.

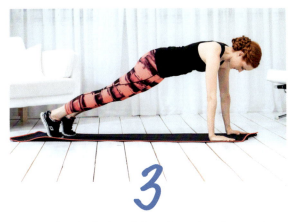

3

Anschließend mit dem linken Arm dasselbe machen. Den Rücken dabei gerade und Schultern und Hüften waagrecht halten. Der gesamte Körper bleibt in der Bretthaltung und wird nicht verdreht.

Um in die Ausgangsposition zurückzukehren, die Ellbogen nacheinander in ihre ursprüngliche Position bringen. Bei der Wiederholung mit dem linken Arm beginnen und beide Seiten im Wechsel trainieren.

Barbaras Tipp

Wenn dir diese Variante schwerfällt, kannst du dich mit den Knien auf dem Boden abstützen. Den Po nicht nach oben strecken, Oberkörper und Oberschenkel sollen eine gerade Linie bilden.

Rückenstrecken im Stehen

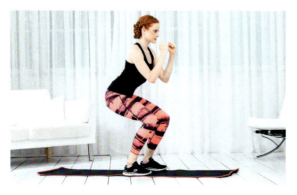

Hüftbreit stehen und die Knie beugen. Die Hände locker zu Fäusten ballen. Den Oberkörper mit geradem Rücken aus der Taille vorbeugen, bis er im rechten Winkel zu den Oberschenkeln ist. Anschließend kontrolliert und langsam wieder aufrichten. Die Beine am Schluss leicht gebeugt lassen.

Brücke

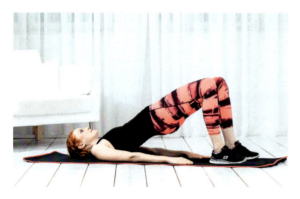

Auf den Rücken legen. Die Beine im rechten Winkel beugen, die Fußsohlen fest aufstellen, die Arme neben dem Körper auf den Boden legen. Nun die Hüften und den Rücken heben, bis nur noch die Schulterblätter und der Kopf auf dem Boden liegen. Die Bauchmuskeln anspannen. In der höchsten Position den Po noch mal extra anspannen, um die Hüften noch etwas höher zu bringen. Kurz halten, dann die Hüften bis knapp über den Boden senken und wiederholen.

Burpee

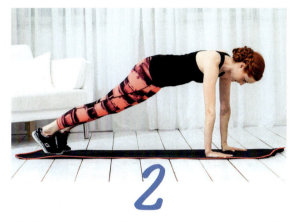

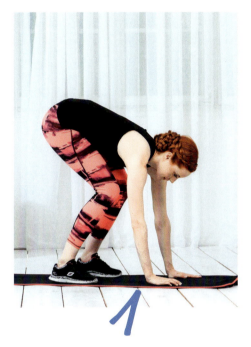

Die Beine nacheinander nach hinten strecken und in den Liegestütz kommen. Kurz halten.

Hüftbreit stehen und in die Hocke gehen. Die Hände schulterbreit vor den Füßen aufsetzen.

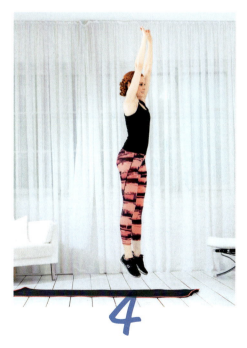

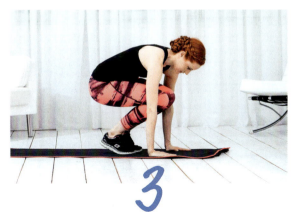

Die Beine nacheinander an den Körper heranziehen, um wieder in die Hocke zu kommen.

Von hier aus einen Strecksprung machen. Die Arme dabei senkrecht nach oben strecken.

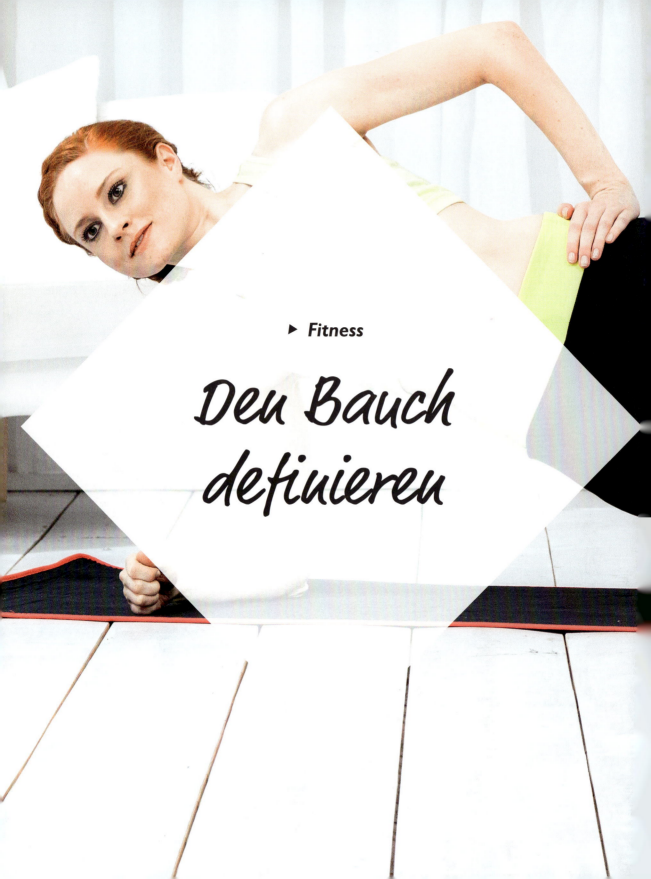

Den Bauch definieren

Hüftheben

▸ **Gerade Bauchmuskeln**

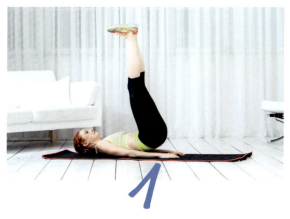

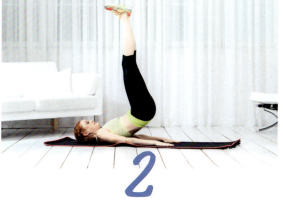

Mit dem Rücken auf den Boden legen, die Arme liegen neben dem Körper mit den Handflächen nach unten. Dann die Beine senkrecht nach oben strecken, die Fußsohlen zeigen zur Decke.

Die Bauchmuskeln aktivieren. Die Hüften möglichst stark anheben und kurz halten. Dann die Hüften senken, ohne sie ganz abzulegen. Wiederholen.

Käfer-Crunch

▸ **Obere und untere Anteile der geraden Bauchmuskulatur**
▸ **Schräge Bauchmuskeln**

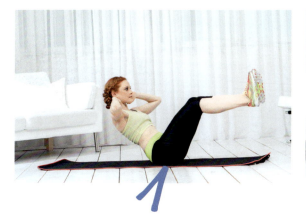

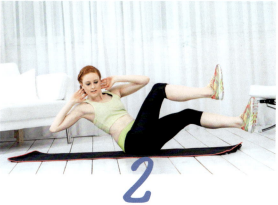

In Rückenlage, Fingerspitzen hinter den Ohren, Kopf und Beine anheben, sodass Rumpf und Oberschenkel und Ober- und Unterschenkel rechte Winkel bilden.

Das linke Bein strecken und den linken Ellbogen zum rechten Knie führen. Zurück in die Ausgangsposition und mit der anderen Seite wiederholen.

V-up

▸ **Hüftbeuger**
▸ **Gerade Bauchmuskeln**

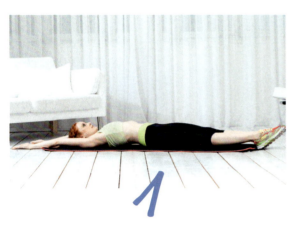

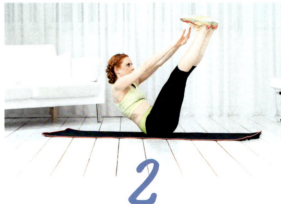

1

In Rückenlage die Arme über den Kopf strecken und die Handflächen zur Decke wenden. Alle Muskeln anspannen und Füße, Arme und Schultern leicht anheben.

2

Gleichzeitig Beine und Arme zueinander ziehen. Im Idealfall berühren die Hände die Füße oder die Unterschenkel. Beine und Arme wieder absenken, aber nicht ablegen.

Seitlicher Plank

▸ **Schräge Bauchmuskeln**

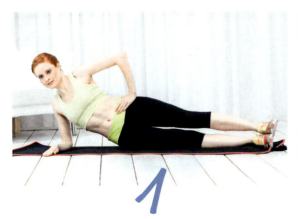

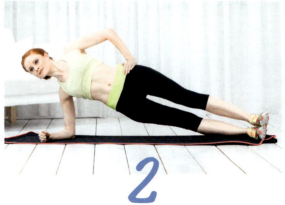

1

Auf eine Körperseite legen. Das Gewicht auf den angewinkelten Unterarm legen, der Ellbogen befindet sich direkt unter der Schulter.

2

Den Körper mithilfe der Oberkörpermuskeln vom Boden abheben, bis er eine gerade Linie bildet. Fünf Sekunden halten und wieder absenken.

Beinpendeln

▸ **Oberer Teil der geraden Bauchmuskeln**
▸ **Schräge Bauchmuskeln**

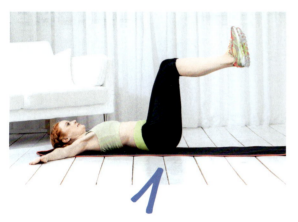

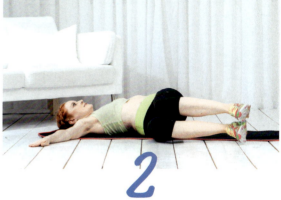

Auf den Rücken legen, die Arme zur Seite strecken. Die Knie heben, sodass Rumpf und Oberschenkel sowie Ober- und Unterschenkel rechte Winkel bilden.

Die Bauchmuskeln anspannen, die Arme fest auf dem Boden liegen lassen. Die Beine nach rechts absenken, nicht ablegen, einen Moment halten. In die Mitte zurückführen und nach links wiederholen.

Rumpfdrehen

▸ **Gerade und schräge Bauchmuskeln**

Auf den Boden setzen, die Beine im 90-Grad-Winkel beugen. Die Füße anheben. Dabei den Rücken etwas nach hinten neigen, bis Rumpf und Oberschenkel einen 90-Grad-Winkel bilden. Die Hände aufeinanderlegen und mit leicht gebeugten Ellbogen links und rechts neben dem Körper auf den Boden tippen. Die Bewegung zügig, aber kontrolliert ausführen.

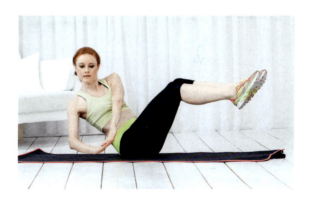

Schereuschwung

▸ **Alle Teile der geraden Bauchmuskulatur**

Auf den Rücken legen, Kopf und Schultern anheben, die Fingerspitzen hinter die Ohren legen. Die Beine strecken und leicht über dem Boden halten. Abwechselnd das linke und das rechte Bein heben und senken.

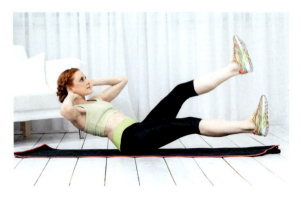

Sit-up

▸ **Oberer Teil der geraden Bauchmuskeln**
▸ **Beckenbodenmuskulatur**

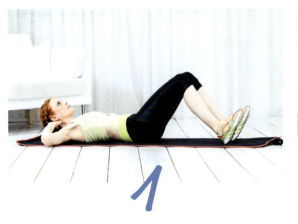

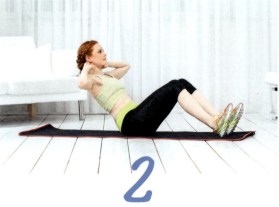

Auf den Boden legen, die Knie etwa 90 Grad beugen. Die Füße mit den Fersen aufstellen, die Fingerspitzen hinter die Ohren legen. Wenn du die Arme nach vorn streckst oder über der Brust kreuzt, wird die Übung leichter. Streckst du die Arme senkrecht nach oben, wird sie schwerer.

Kopf und Schulterblätter möglichst weit anheben. Dann wieder senken, ohne Schulterblätter und heben und senken.

Diagonaler Crunch

▸ **Schräge Bauchmuskeln**

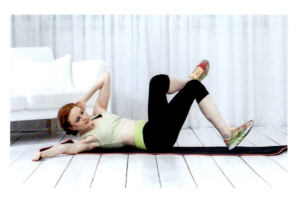

Auf den Boden legen und die Knie etwa 90 Grad beugen. Den rechten Fußknöchel auf dem linken Knie ablegen. Die Fingerspitzen der linken Hand an den Kopf legen, den rechten Arm ausgestreckt auf den Boden legen. Den linken Ellbogen mit der linken Körperseite schräg anheben und zum rechten Knie hin bewegen. In die Ausgangsposition zurückkehren. Wiederholen und die Seiten wechseln.

Seitlicher Crunch

▸ **Schräge Bauchmuskeln**

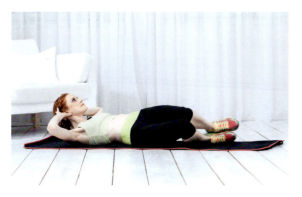

In Rückenlage beide Beine beugen und zu einer Seite ablegen. Die Hände hinter die Ohren legen, die Unterarme parallel zum Boden halten. Kopf und Nacken gerade nach oben heben. Bei dieser Übung befindet sich die Lendenwirbelsäule in Rotation. Wer Rückenprobleme hat, sollte sie nicht ausführen!

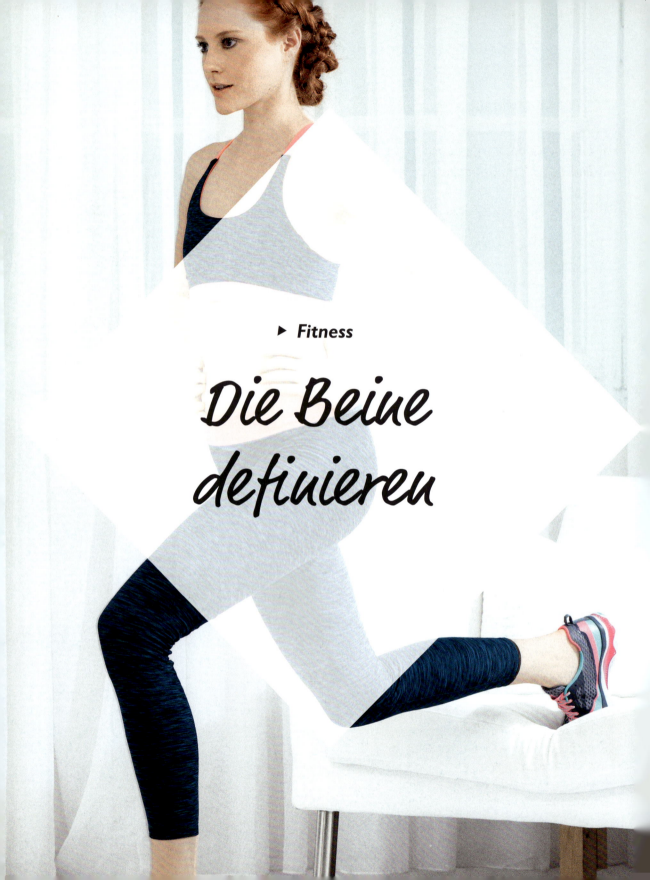

▶ **Fitness**

Die Beine definieren

Wall-sit

▸ **Oberschenkelvorderseite**
▸ **Teil der Wadenmuskulatur**

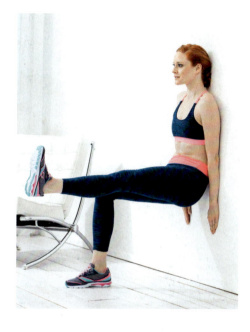

Variante: Ein Bein gerade nach vorn strecken und die gewünschte Anzahl an Sekunden halten.

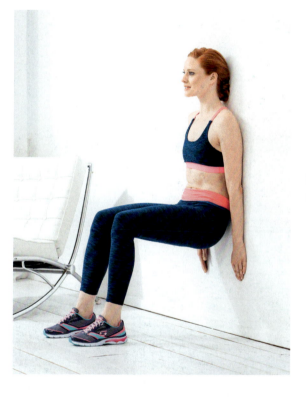

An eine Wand lehnen und die Knie beugen, bis Rumpf und Oberschenkel sowie Oberschenkel und Unterschenkel einen 90-Grad-Winkel bilden. Hände an die Wand legen. Diese Position die gewünschte Anzahl an Sekunden halten.

Seitliches Beinheben I

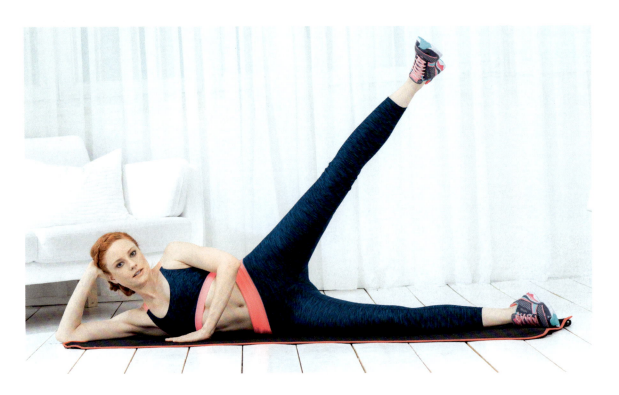

Mit geradem Körper auf die rechte Seite legen, den Kopf auf die rechte Hand stützen und mit der linken Hand vor dem Körper stabilisieren. Das linke Bein gestreckt so weit wie möglich anheben, dabei die Hüfte nicht nach vorn oder hinten kippen lassen. Nach der gewünschten Anzahl an Wiederholungen die Seiten wechseln.

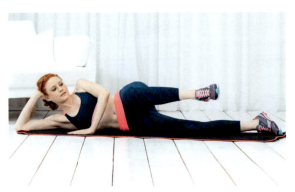

Variante: Die Beine vor dem Körper anwinkeln und das obere Bein angewinkelt heben und senken.

Seitliches Beinheben II

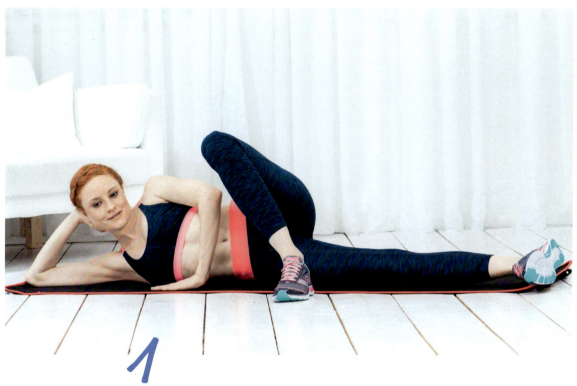

1

Auf die rechte Seite legen, das rechte Bein strecken, den linken Fuß vor dem rechten Oberschenkel abstellen. Die rechte Hand stützt den Kopf, die linke Hand liegt vor dem Körper.

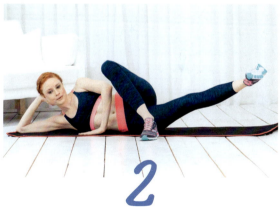

2

Das rechte Bein langsam und kontrolliert etwa 20 cm heben und dann wieder senken, aber nicht ganz ablegen. Nach der gewünschten Anzahl an Wiederholungen die Seiten wechseln.

Fersen heben

▸ **Waden**
▸ **Fußmuskulatur**

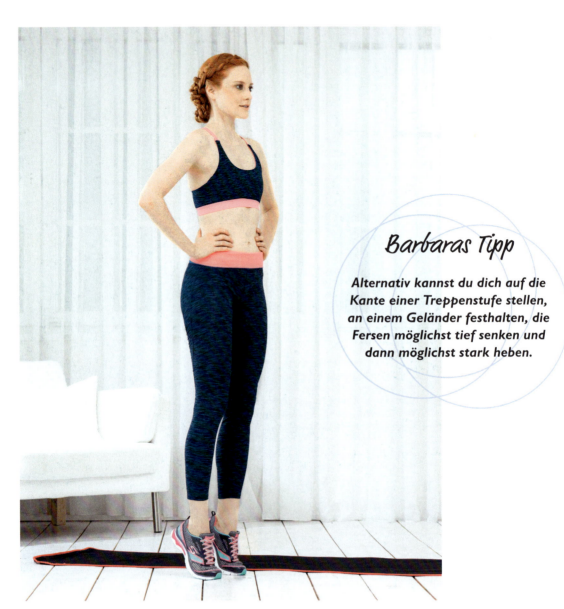

Barbaras Tipp

Alternativ kannst du dich auf die Kante einer Treppenstufe stellen, an einem Geländer festhalten, die Fersen möglichst tief senken und dann möglichst stark heben.

Aufrecht stehen, Hände auf die Hüften. Die Fersen so weit wie möglich heben und wieder bis kurz vor dem Boden senken. Wiederholen.

Einbeiniges Kreuzheben

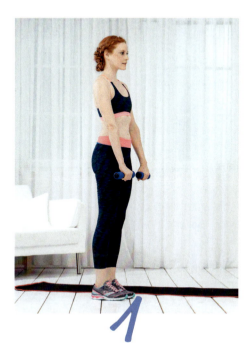

▶ **Oberschenkelrückseite**
▶ **Gleichgewichtssinn**

1

Aufrecht stehen, die Füße schließen. In jeder Hand eine Kurzhantel halten. Die Arme sind gerade vor dem Körper.

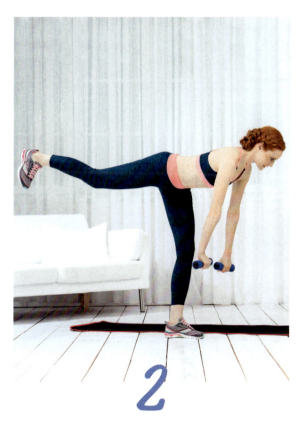

2

Den rechten Fuß leicht vom Boden heben und anschließend das ganze Bein gestreckt nach hinten anheben. Gleichzeitig den Oberkörper nach vorn beugen. Den Rücken dabei immer gerade halten und das Knie des Standbeins leicht beugen. Die Arme mit den Gewichten gestreckt nach unten hängen lassen. Die Hüften waagerecht halten und beim Vorbeugen die Dehnung in der Oberschenkelrückseite gut spüren. Das Bein wieder absenken und den Oberkörper aufrichten. Die Seiten wechseln.

Einbeinige Kniebeuge

▶ **Gesamte
Beinmuskulatur**

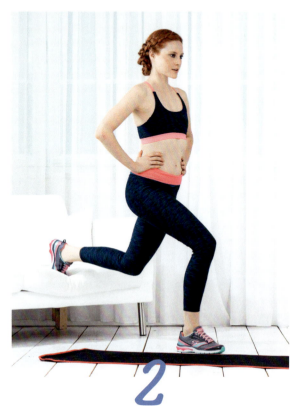

Das Knie des Standbeins beugen, aber nicht über die Zehen ragen lassen. Wenn das schwierig ist, das Standbein weiter nach vorn stellen.

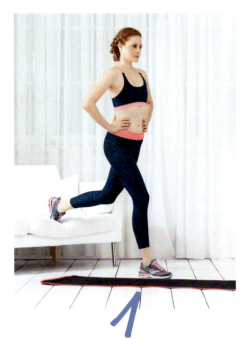

Eine Beinlänge entfernt mit dem Rücken zu einem Sofa o. Ä. aufstellen. Einen Fuß mit der Fußspitze hinter dem Körper auf dem Sofa aufsetzen.

Gesprungene Sumo-Kniebeuge

▸ **Gesamte Beinmuskulatur**

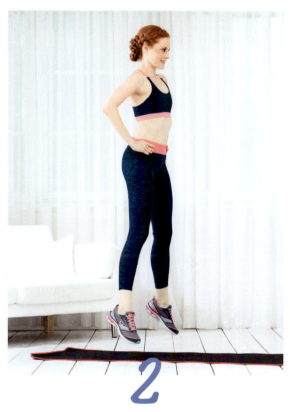

2

Kräftig abspringen, dabei die Fersen ein wenig schließen (nicht aneinanderschlagen!) und den Körper aufrecht halten. Möglichst wieder in der Ausgangsposition landen.

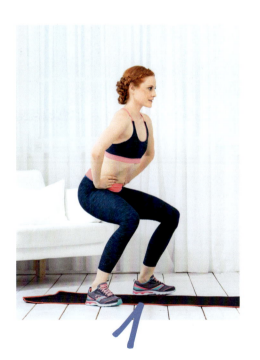

1

Aufrecht stehen, die Beine weit öffnen, die Hände auf die Hüften legen und die Füße leicht nach außen drehen. Die Knie so beugen, dass sie nicht über die Zehen ragen.

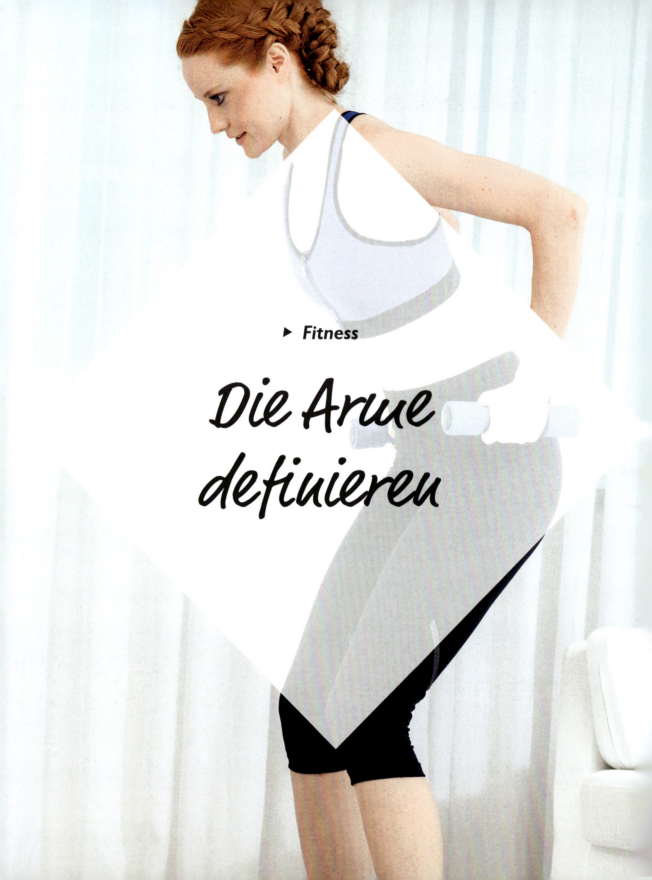

▶ **Fitness**

Die Arme definieren

Liegestütz

▸ **Gesamte Brust**
▸ **Arm- und Schultermuskeln**

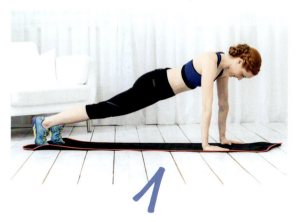

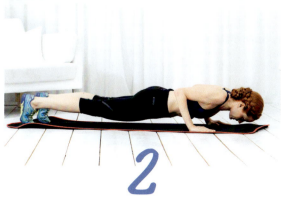

Die Hände befinden sich bei gestreckten Armen unter den Schultern, die Fingerspitzen zeigen nach vorn. Die Füße stehen hüftbreit auf den Fußballen, der Körper ist gestreckt. Der Blick geht nach unten.

Beide Arme so weit wie möglich beugen und dabei den Körper absenken. Den Körper in einer geraden Linie halten.

Trizeps-Dip

▸ **Trizeps**
   (Rückseite der Oberarme)

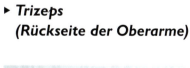

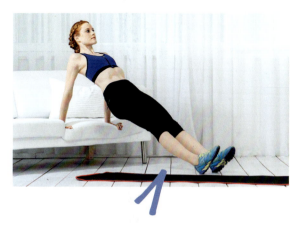

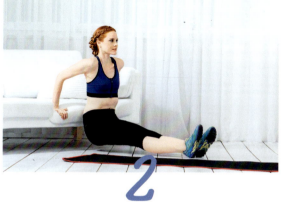

Die Hände hinter dem Körper auf die Kante eines Sofas setzen, die Arme durchstrecken und die gestreckten Beine möglichst weit nach vorn schieben.

Arme langsam beugen und wieder strecken. Das Gewicht bleibt auf den Armen; nicht mit den Beinen abstützen oder arbeiten.

Hanteln-Heben

▸ **Unterer Rücken**
▸ **Arme**
▸ **Schultern**

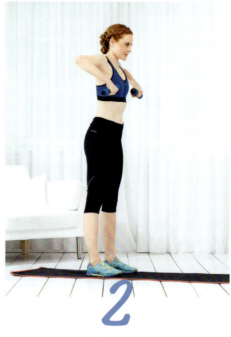

Aufrichten, dabei die Ellbogen anwinkeln und die Hanteln nach oben ziehen, bis Hanteln, Ellbogen und Schultern auf einer Linie sind.

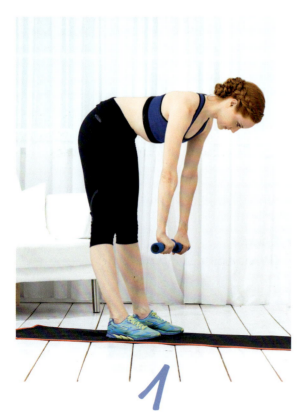

Hüftbreit stehen, aus den Hüften mit geradem Rücken vorbeugen, den Rücken anspannen und zwei Hanteln so halten, dass die Handflächen zum Körper zeigen.

Barbaras Tipp

Alle Übungen mit Hanteln kannst du auch mit zwei vollen Wasserflaschen durchführen – und auch hierbei das Gewicht ganz deinen Wünschen anpassen.

Hantel-Trizeps

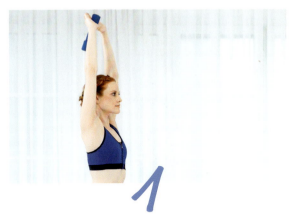

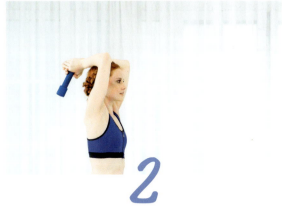

Aufrecht stehen. Beide Hände halten mit gestreckten Armen eine Hantel über dem Kopf.

Die Unterarme hinter den Kopf bringen, die Hantel kurz hinter dem Kopf halten und die Arme wieder strecken. Oberarme und Kopf nicht bewegen.

Bizeps-Curl

▶ **Bizeps**
(Vorderseite der Oberarme)

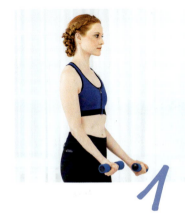

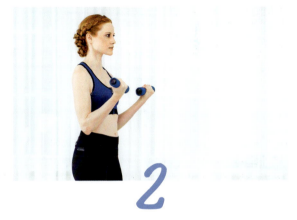

Aufrecht stehen und in jeder Hand eine Hantel so halten, dass die Handflächen nach oben zeigen.

Die Ellbogen beugen und die Hanteln langsam Richtung Schultern heben und wieder senken, dabei die Arme eng am Körper halten.

Trizeps-Push

▸ **Trizeps**

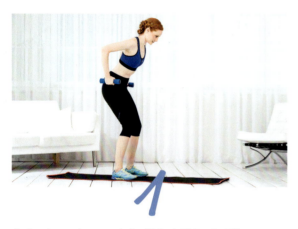

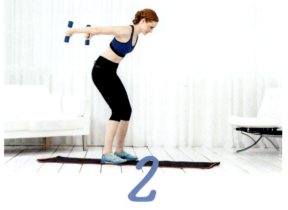

Aufrecht stehen und die Füße hüftbreit öffnen. Die Knie leicht und den Oberkörper etwas nach vorn beugen. Die Ellbogen nach hinten im 90-Grad-Winkel beugen.

Die Unterarme etwa auf Schulterhöhe gerade nach hinten strecken. Den Oberkörper und die Oberarme nicht bewegen.

Seitliches Heben

▸ **Schultern**
▸ **Oberer Rücken**

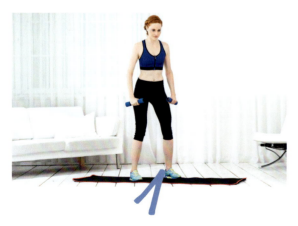

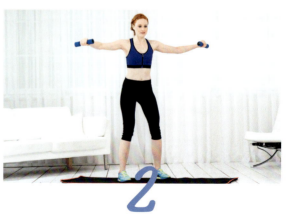

Aufrecht stehen, die Füße schulterbreit öffnen und mit gestreckten Armen in jeder Hand neben dem Körper eine Hantel halten.

Die Arme gestreckt seitlich heben, bis die Hände auf Schulterhöhe sind. Dabei die Schultern nicht heben. Arme wieder senken.

Hantel-Lift

- ▸ **Trizeps**
- ▸ **Schultern**
- ▸ **Oberer Rücken**

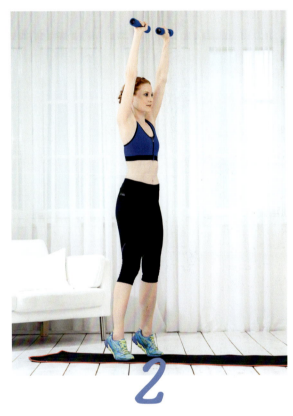

Die Arme über den Kopf strecken und die Fersen leicht anheben. Wieder in die Ausgangsposition senken. Bei der Bewegung die Schultern nicht mit heben und senken.

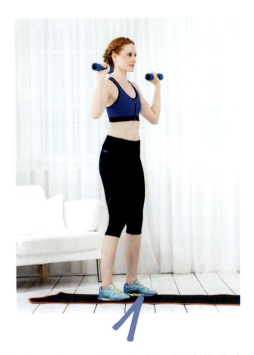

Aufrecht stehen und in jeder Hand auf Kinnhöhe neben dem Kopf eine Hantel halten. Die Ellbogen befinden sich seitlich neben dem Körper.

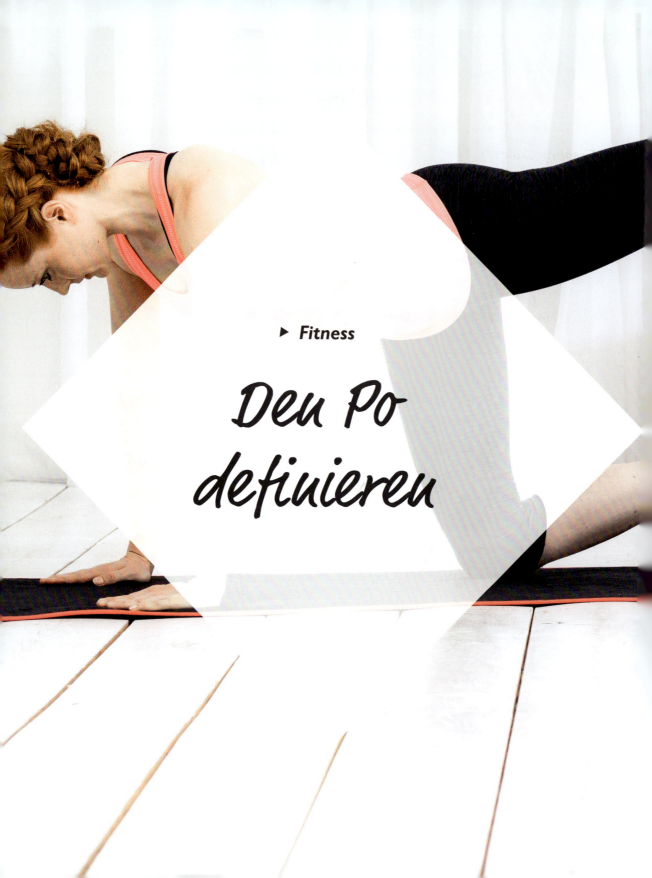

▶ **Fitness**

Den Po definieren

Squat

▶ **Gesäßmuskulatur**
▶ **Oberschenkel**

Barbaras Tipp

Diese Übung ist meine absolute Nummer 1 für einen knackigen Po!

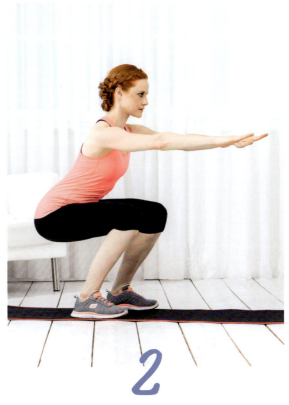

2

Die Knie tief beugen. Sie dürfen aber nicht über die Zehen ragen. Den Po nach hinten senken, den Rücken gerade und die Arme auf Brusthöhe nach vorn gestreckt halten.

Zusatztraining für die Waden: Zurück in der Ausgangsposition die Fersen so weit wie möglich anheben, wieder senken und von vorn beginnen.

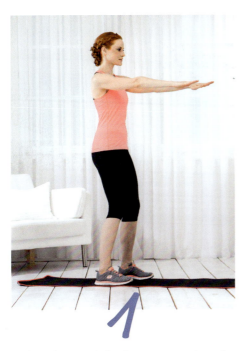

1

Hüftbreit stehen und die Arme gestreckt auf Brusthöhe vor dem Körper halten.

Kickback

▸ **Gesäßmuskulatur**
▸ **Oberschenkelrückseite**

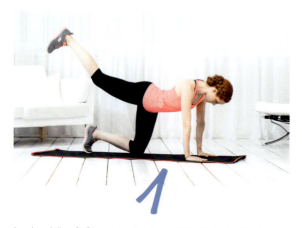

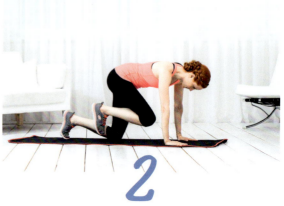

In den Vierfüßlerstand gehen: Die Knie befinden sich unter den Hüften und die Hände unter den Schultern. Das rechte Bein nach hinten strecken.

Das rechte Knie zum rechten Ellbogen führen und wieder nach hinten strecken, dabei die Hüften stets waagerecht halten. Die Seiten wechseln.

Beckenheben

▸ **Gesäßmuskulatur**
▸ **Hintere Oberschenkelmuskulatur**

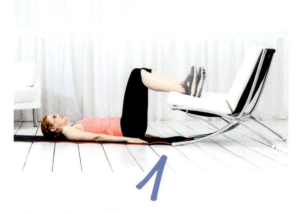

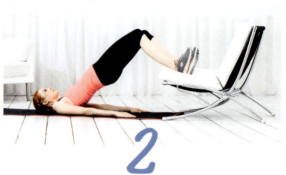

In Rückenlage die Knie beugen und die Füße auf einem Stuhl ablegen, sodass Ober- und Unterschenkel einen 90-Grad-Winkel bilden.

Die Hüften möglichst weit heben und senken, aber zwischen den Wiederholungen nicht auf dem Boden ablegen und stets waagerecht halten.

Lunge

▸ **Gesäßmuskulatur**
▸ **Oberschenkel**

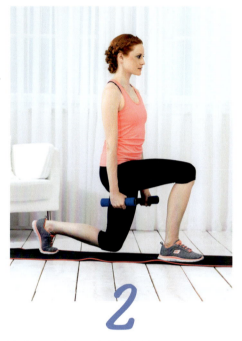

Die Hüften senken, bis beide Knie etwa um 90 Grad gebeugt sind. Das rechte Knie darf nicht über die Zehen ragen, sondern steht über dem Fußknöchel. Wieder aufrichten. Den Oberkörper während der gesamten Übung aufrecht halten, den Blick stets nach vorn richten. Nach der gewünschten Anzahl an Wiederholungen die Seiten wechseln.

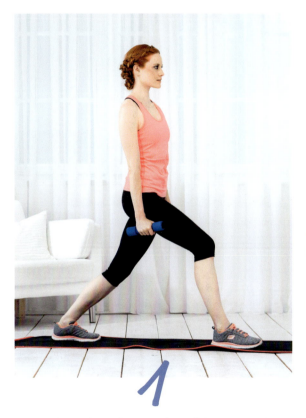

Im Ausfallschritt aufrecht stehen, Schultern nach hinten ziehen, die Brust öffnen und den Blick gerade nach vorn richten. In jeder Hand eine Hantel halten.

Brücke mit Knieheben

▸ **Gesäßmuskulatur**
▸ **Oberschenkel-rückseite**

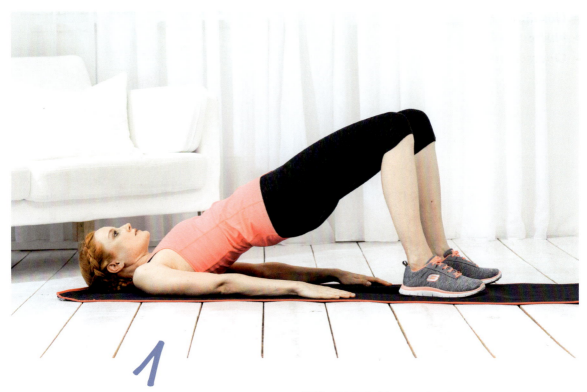

1

In Rückenlage die Knie beugen und die Hüften heben, sodass der Körper von den Schultern bis zu den Knien eine gerade Linie bildet. Nur die Füße, die Schultern und der Kopf liegen auf dem Boden auf.

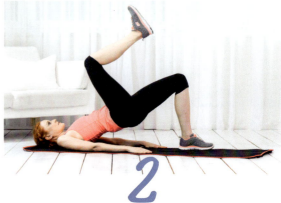

2

Das rechte Knie Richtung Brust ziehen, dabei die Hüften waagerecht halten. Das Bein wieder absetzen. Mit dem linken Knie wiederholen.

Beinschwingen

- ▸ **Gesäßmuskulatur**
- ▸ **Hüfte**
- ▸ **Oberschenkel**

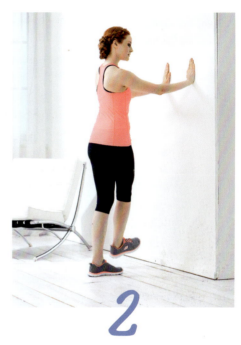

Das Bein zurückschwingen, vor dem Körper vorbeiführen und möglichst weit nach links schwingen. Anschließend in gleicher Weise wieder zur rechten Seite schwingen. Wie angegeben wiederholen, dann die Seiten wechseln.

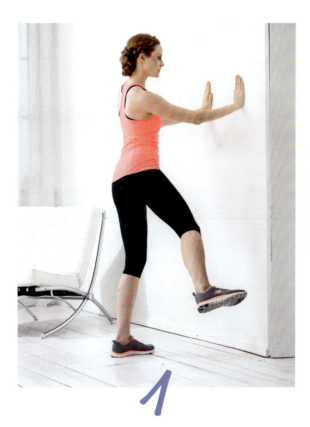

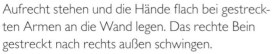

Aufrecht stehen und die Hände flach bei gestreckten Armen an die Wand legen. Das rechte Bein gestreckt nach rechts außen schwingen.

Register

Liebe Leserin,

ich freue mich sehr, dass du dieses Buch gelesen hast. Als Schlusswort möchte ich dir nun nur noch eine kleine Sache mitgeben: Hab dich lieb! Das ist eine kleine Liebeserklärung an dich, aber vor allem eine Aufforderung. Hab dich genau so lieb, wie du bist. In jeder Situation! Du bist einzigartig und mit Liebe zu dir selbst wirst du alles erreichen können, was du möchtest. Du bist cool! Vergiss das nicht!

Danke, danke, danke!!!

An Mama und Papa: Ein ganzes Buch würde nicht reichen, euch danke zu sagen! Ich danke euch dafür, dass ihr mir den Start in ein gesundes und glückliches Leben gegeben habt! Ihr habt mir von klein auf beigebracht, was gesundes Essen ist, wie schön es sein kann, sich zu bewegen, und wie wichtig es ist, die Natur und den eigenen Körper zu respektieren. Ihr seid meine großen Vorbilder! Ohne euch wäre ich nie zu dem Menschen geworden, der ich heute bin. Und egal, wie alt ich bin, euer Rat wird mir immer der wertvollste sein!

An Kata: Danke für dein ehrliches Feedback und die Zeit, die du mir geschenkt hast, um unendlich viele Seiten Text zu lesen. Wir beide gehören einfach zusammen!

An Klemens: Danke für deine Unterstützung und dein Verständnis! Du hast mich vor allem in der »heißen« Phase so lieb vor allen Ablenkungen beschützt und dafür gesorgt, dass das Buch den richtigen Feinschliff bekommt. Dass du auf so vieles verzichtet und deine Bedürfnisse oft hintangestellt hast, macht dich zu etwas ganz Besonderem! Ich bin stolz auf dich und freue mich, dich in meinem Leben zu haben!

An Skechers: Seit ich euch habe, bin ich zwar 14 cm kleiner, hüpfe aber leichter, unbeschwerter und wie auf kleinen Wölkchen durchs Leben! Danke für die vielen bunten Schuhe auf den Fotos!

An Abdul: Danke, dass du mit mir zusammen ein so cooles Trainingsprogramm erstellt und mir viele Tipps und spannende Anregungen gegeben hast!

An alle beim DK Verlag: Danke, dass ihr mich so sehr unterstützt und an mich geglaubt habt, seit ich das erste Mal mit meiner kleinen Idee und einem Mini-Manuskript vor eurer Tür stand! Es hat unglaublichen Spaß gemacht, mit euch zu arbeiten und einen ersten Einblick in die Welt der Bücher zu bekommen! Danke für eure Geduld, euren wundervollen Einsatz und vor allem für euer Vertrauen in mich!

Mein tiefer Dank an Markus, ohne den es dieses Buch nicht geben würde: Ohne dich wäre ich niemals auf die Idee gekommen, einen Marathon zu laufen und hätte diese tolle Erfahrung in und mit meinem Körper nie gemacht. Danke vor allem auch dafür, dass du mich nicht nur ermutigt hast, den Weg zum Glücksgewicht zu schreiben, sondern mich auch davon überzeugt hast, es wirklich selbst und ohne fremde Hilfe zu tun.

Über die Autorin

Barbara Meier wuchs bodenständig im ländlichen Bayern auf. 2007 wurde sie während ihres Mathematikstudiums von einem Model-Scout entdeckt und gewann daraufhin die beliebte Fernsehshow »Germany's next Topmodel by Heidi Klum«. Dies war der Startschuss für eine internationale Karriere als Editorial- und Werbemodel. Dafür lebte Barbara lange Zeit im Ausland und wurde weltweit von verschiedenen Agenturen vertreten. Sie war das Kampagnengesicht für internationale Marken wie Pantene, Maybelline, Fabi und Disneyland Paris, lief über die Laufstege von Berlin, Paris, New York, L.A. und Rom und zierte über 15 Magazin-Titelseiten. Besonders häufig wurde sie als Model für High-Fashion-Editorials gebucht, die unter anderem in der Vogue, Madame Figaro, Marie Claire oder L'Officiel erschienen.

Während ihrer Zeit als Model erhielt Barbara Einblicke hinter die Kulissen der Schönheitsindustrie und dadurch auch in eine Welt, in der Diäten und Hungern zum Alltag gehören. Sie fand jedoch 2013 durch ihr Training und die Teilnahme am New York City Marathon, den sie mit einer Zeit von 3:59:37 erfolgreich beendete, einen wundervollen Weg für sich selbst, nicht nur dauerhaft schlank, sondern vor allem auch gesund zu bleiben. Das vermittelt sie heute auf ihrer Website *gluecksgewicht.com*. Durch ihren bewussten Schritt gegen den Magerwahn und hin zu einem gesunden Körper wurde Barbara das Werbegesicht vieler Fitness- und Lifestylemarken wie Sketchers und Polar und ist Botschafterin für IN FORM, eine Initiative für gesunde Ernährung und mehr Bewegung, die von den Bundesministerien für Gesundheit und für Ernährung ins Leben gerufen wurde. Seit 2011 ist Barbara außerdem erfolgreich als Schauspielerin tätig und engagiert sich privat für verschiedene soziale Projekte und den Umweltschutz.

Literatur

Beck, Hubert: Das große Buch vom Marathon – Lauftraining mit System. Copress Sport 2012.

Levine, James A., Eberhardt, N. L., Jensen, M. D.: Role of nonexercise activity thermogenesis in resistance to fat gain in humans. Science 1999.

Levine, James A.: Move a Little, Lose a Lot: New N.E.A.T. Science Reveals How to Be Thinner, Happier, and Smarter. Crown Archetype 2009.

Mikrozensus – Fragen zur Gesundheit. Statistisches Bundesamt, Zweigstelle Bonn, 2009.

Oh, Hwajung, Taylor, Adrian H.: Brist walking reduces ad libitum snacking in regular chocolate eaters during a workplace simulation. Appetite 2012.

Oppezzo, Marily, Schwartz, Daniel L.: Give Your Ideas Some Legs: The Positive Effect of Walking on Creative Thinking. Journal of Experimental Psychology: Learning, Memory, and Cognition 2014.

Webb, O. J., Eves, F. F.: Promoting stair climbing: intervention effects generalize to a subsequent stair ascent. American Journal of Health Promotion 2007.

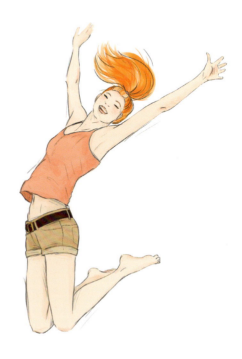

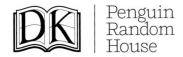

Fotografie Christian Brecheis, außer:
Coverbild Jessica Kassner, JMK-Photography
Bilder S. 6, 7, 9, 26, 66, 67, 71 Barbara Meier
Haare und Make-up Sabine Heberle, Nilgün Konya (Coverbild)
Sportschuhe Skechers
Illustrationen Daniela Rudolf
Lektorat Anke Wellner-Kempf
Gestaltung, Typografie, Realisation Anja Gindele, Laura Breier

Für den DK Verlag:
Programmleitung Monika Schlitzer
Redaktionsleitung Caren Hummel
Projektbetreuung Katharina May
Herstellungsleitung Dorothee Whittaker
Herstellung Inga Reinke
Herstellungskoordination Katharina Dürmeier

ISBN 978-3-8310-2902-0

Repro Farbsatz, Neuried
Druck und Bindung Neografia, Slowakei

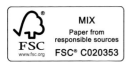

Besuchen Sie uns im Internet
www.dorlingkindersley.de

Hinweis
Die Informationen und Ratschläge in diesem Buch sind von der Autorin und vom Verlag
sorgfältig erwogen und geprüft, dennoch kann eine Garantie nicht übernommen werden.
Eine Haftung der Autorin bzw. des Verlags und seiner Beauftragten für Personen-, Sach-
und Vermögensschäden ist ausgeschlossen.